本书由湖南创新型省份建设专项经费资助，项目编号：2020ZK4061。

守护颈部"蝴蝶"，漫话甲状腺健康

主审：田　文
　　　范培芝
主编：戴　旭
　　　张超杰
　　　刘　伟

U0339703

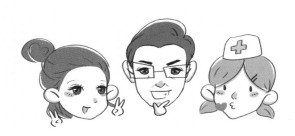

湖南科学技术出版社

图书在版编目（CIP）数据

守护颈部"蝴蝶"，漫话甲状腺健康 / 戴旭，张超杰，刘伟主编. — 长沙 : 湖南科学技术出版社，2021.4
ISBN 978-7-5710-0872-7

Ⅰ．①守… Ⅱ．①戴… ②张… ③刘… Ⅲ．①甲状腺疾病－防治－普及读物
Ⅳ．①R581-49

中国版本图书馆 CIP 数据核字 (2020) 第 244921 号

SHOUHU JINGBU HUDIE MANHUA JIAZHUANGXIAN JIANKANG

守护颈部"蝴蝶"，漫话甲状腺健康

主　　编：戴　旭　张超杰　刘　伟
责任编辑：吴　嘉
出版发行：湖南科学技术出版社
社　　址：长沙市开福区芙蓉中路 416 号泊富国际广场
网　　址：http://www.hnstp.com
湖南科学技术出版社天猫旗舰店网址：
　　　　　http://hnkjcbs.tmall.com
邮购联系：本社直销科 0731-84375808
印　　刷：长沙市雅高彩印有限公司
　　　　　（印装质量问题请直接与本厂联系）
厂　　址：长沙市开福区中青路 1255 号
邮　　编：410153
版　　次：2021 年 4 月第 1 版
印　　次：2021 年 4 月第 1 次印刷
开　　本：880mm×1230mm　1/32
印　　张：9.625
字　　数：224 千字
书　　号：ISBN 978-7-5710-0872-7
定　　价：49.00 元

编委会名单

主　审：田　文　范培芝

主　编：戴　旭　张超杰　刘　伟

副主编：解茂阳　周　婷

编　者（按姓氏笔画为序）：

王　冰　王　益　王　敏　王小莉　邓璀敏　刘德果

李　倩　吴润璋　宾锋利　曾昭辉　谢　靖

主 / 编 / 简 / 介

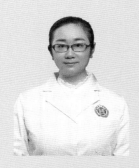

戴 旭

外科学硕士，湖南省人民医院（湖南师范大学附属第一医院）乳腺甲状腺外科主治医师，湖南省预防医学会第一届乳腺疾病防治专业委员会委员，《医学与哲学》杂志第五届编辑委员会青年委员。专业特长为乳腺良性疾病的微创手术治疗，甲状腺肿块细针穿刺活检术，乳腺癌和甲状腺癌的规范化、个体化诊疗。作为负责人主持湖南省科技厅 2020 年度创新型省份建设专项科普专题课题 1 项、湖南省教育厅科研项目 1 项、湖南省卫生健康委员会科研课题 1 项。参加国家级、省级、厅级课题多项。发表学术论文 8 篇。2019 年在中国抗癌协会康复会举办的"雪伦杯第二届乳腺甲状腺青年医师科普作品比赛"中荣获一等奖。

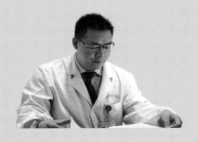

张超杰

男，中共党员，主任医师，教授，硕士研究生导师，湖南省人民医院（湖南师范大学附属第一医院）甲状腺亚专科主任，祁东县人民医院乳甲外科首席专家。担任《大连医科大学学报》《医学与哲学》期刊编委，《中华实验外科杂志》等期刊审稿专家。湖南省卫生健康委员会 225 工程乳甲外科学科带头人。中国抗癌协会康复会学术指导委员会副主任委员兼乳甲肿瘤分会秘书长，青年委员会主任委员。中国研究型医院学会甲状腺疾病专业委员会委员、甲状旁腺保护学组委员、能量外科学组委员。中国医师协会甲状腺外科医师委员会青年委员。湖南省健康管理学会乳腺甲状腺健康管理专业委员会主任委员。湖南省预防医学会甲状腺疾病防治专业委员会副主任委员、乳腺疾病防治专业委员会副主任委员。湖南省抗癌协会肿瘤靶向治疗专业委员会副主任委员。湖南乳甲外科联盟常务秘书。中国医师协会整合医学分会医学人文专业委员会委员。湖南省健康管理学会常务理事。湖南省抗癌协会理事。湖南省医学会普外科分会乳甲学组委员等众多社会兼职。1996 年毕业于河北医科大学，师从湘雅名医唐利立教授，2006 年参与湖南省人民医院乳甲外科建科并工作至今（期间于 2017.8 —2019.5 挂职衡阳市祁东县人民医院业务副院长兼大外科主任工作）。2015 年 10 月美国 UCSF 访问学者。2018 年 10 月新加坡管理大学培训学习。擅长乳腺与甲状（旁）腺良、恶性疾病的诊治，率先在湖南应用纳米炭作为淋巴示踪剂在甲状腺癌再手术中保护甲状旁腺技术和甲状腺手术中前哨淋巴结活检术，率先从事无充气腔镜辅助下经腋前线乳腺癌一期假体植入乳房重建术，对晚期乳腺癌胸腔积液、"肉芽肿性乳腺炎"和"Zuska 病"等难治性乳腺良恶性疾病的诊治积累了丰富经验。在临床实践中，遵循"以循证医学为依据，指南为方向，把病人的意愿和现有的临床经验结合起来，为病人制订符合其自身情况的个体化诊治方案"的指导思想。发表学术论文 100 余篇，获湖南省医学科技奖 2 次，医联体建设突出贡献奖 1 次，首届三湘好医生·医者仁心奖，立三等功及记功 5 次。主持和参与国家、省厅市等课题 20 余项，重点项目 3 项，参编及参译专著 4 部。

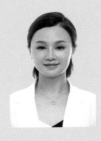

刘 伟

艺术学硕士，台湾艺术大学访问学者，湖南中医药大学讲师，现任公共艺术教研室副主任，主讲《美术鉴赏与实践》《旅游摄影》《审美与生活》等课程。主要从事大学美术教育、中医药视觉可视化、中医药科普研究。主持湖南省自然科学基金项目等省级课题4项，参与国家自然科学基金等国家级课题3项；主编著作2部，副主编和参编著作8部；发表学术论文18篇，获国家专利3项。中华中医药学会心身医学分会青年委员，中国摄影著作权协会会员、湖南省设计艺术家协会会员、湖南省工艺美术家协会会员。

序一

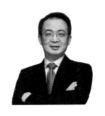

　　在我国，甲状腺疾病是常见病、多发病，从青少年到中老年人，各年龄段的人群都有可能受到甲状腺疾病的伤害。甲状腺炎症、甲状腺功能低下和甲状腺功能亢进以及甲状腺癌是严重影响生活质量的一类疾病。尤其是，近年来甲状腺癌发病率迅速升高，位居全国女性恶性肿瘤患病率第4位，整体人群第7位。面对如此高发的甲状腺疾病，普通大众如何正确面对和了解这些疾病？如何选择规范诊治、科学治疗？成为社会各界越来越关注的健康问题。

　　《守护颈部"蝴蝶"，漫话甲状腺健康》这本科普书就像甲状腺疾病的"导航图谱"，以图文并茂的形式，将原本晦涩难懂的甲状腺疾病专业知识和真实的诊疗过程等信息进行了通俗易懂的陈述，简明扼要地回答了在甲状腺疾病诊治过程中患者提出的常见问题，并引导大家如何重视甲状腺健康，如何配合医生进行整体规范诊治、定期复查和随访，消除甲状腺疾病患者内心的恐慌，给甲状腺疾病患者以科学指导。

　　相信无论有无甲状腺疾病的朋友，都能通过阅读本科普读物获得大量专业、实用的知识，真正起到科普宣传的作用。相信这本科普书能给广大甲状腺疾病患者带来福音，书籍的推广能帮助我们更好地为我国甲状腺疾病患者服务。我非常高兴能为《守护颈部"蝴蝶"，漫话甲状腺健康》作序，并将此书推荐给大家。

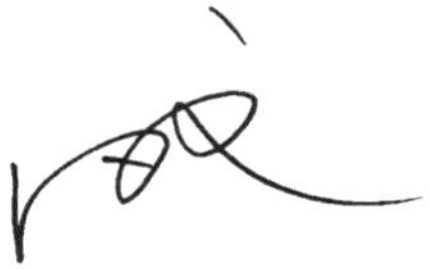

解放军总医院第一医学中心甲状腺专病中心主任，主任医师，教授
中国研究型医院学会甲状腺疾病专业委员会主任委员
中国医师协会外科分会甲状腺外科医师学组组长
中国医师协会医学科学普及分会副会长

序二

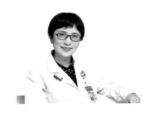

　　首先，我代表中国医师协会科学普及分会甲状腺科普专业委员会热烈祝贺张超杰教授团队《守护颈部"蝴蝶"，漫话甲状腺健康》的成书与出版。

　　此刻正值我们共同努力推动"健康中国"建设的起步阶段，这本关于甲状腺健康的医学科普书籍的到来，可谓恰逢其时应运而生。

　　近年来随着检出率的增加，甲状腺癌越来越多地出现在人们的视野中。尽管相对于其他恶性肿瘤，甲状腺癌相对"温和"，但甲状腺癌所引起的担忧和顾虑，仍然影响着众多的甲状腺结节和甲状腺癌患者及家属。有关甲状腺疾病的正规科普知识和宣传教育不仅能科学引导患者客观认知甲状腺疾病，更有助于缓解临床就诊压力。

　　放眼今天的中国甲状腺科普宣传知识，一方面是国家与政府积极倡导健康科普教育，另一方面社会上却充斥着大量伪医学伪科学信息，对普通民众而言，极难分辨。同时由于临床医院工作繁重，真正具备丰富医学知识与临床诊疗经验的专家们，却无暇顾及为患者进行系统的科普教育。这种局面不仅会误导患者，使其就医之路崎岖，同时也会使甲状腺领域的专家们花费更多的精力去修正患者乃至民众对于甲状腺方面错误的理念。

　　勤奋的张超杰教授团队作为甲状腺疾病临床治疗的正规军，其编撰的《守护颈部"蝴蝶"，漫话甲状腺健康》，以严谨的医学思路和活泼的呈现方式，将复杂的甲状腺生理和甲状腺癌规范治疗的流程，讲述得深入浅出生动形象。这样以普通人视角来理解复杂疾病的努力，正是真正的医者仁心仁术的表现。

张超杰教授作为中国医师协会科学普及分会甲状腺科普专委会的一员，以执着的精神与精益求精的态度，将对患者的拳拳爱护之心落实到实处，是我们甲状腺科普专委会所推崇和倡导的。

正如《健康中国 2030》所言，"广大医务人员是'健康中国'建设责无旁贷的主力军和第一生产力"，欣喜又欣慰地看到这本新书的面世，也希望更多具有科普情怀的甲状腺一线专家加入进来，与我们一起共同推动"有组织的甲状腺科普工作"。

中国医学科学院北京协和医院 主任医师，教授，博士生导师
CSCO 核医学专业委员会主任委员
中国医师协会科学普及分会甲状腺科普专业委员会主任委员
中华医学会核医学会及内分泌学会委员
中国医疗保健国际交流促进会甲状腺疾病专业委员会副主任委员
中华医学会核医学分会治疗学组副组长
北京医学会核医学分会常委 治疗学组组长

前　言

　　美国气象学家爱德华·罗伦兹曾这样阐述"蝴蝶效应"：一只南美洲亚马孙河流域热带雨林中的蝴蝶，偶尔扇动几下翅膀，可以在两周以后引起美国得克萨斯州的一场龙卷风。这个故事提示着人们，不起眼的一个小动作却能引起一连串的巨大反应。

　　我们的颈部也有一个形似"蝴蝶"的器官叫作甲状腺。这个小小的器官，作为我们人体最大的内分泌腺，对维护身体健康起到至关重要的作用，一旦出现疾病，几乎可以伤害到我们体内所有器官和组织。

　　近年来，各种甲状腺疾病，特别是甲状腺癌患病率呈持续快速增长，威胁着我国居民健康和社会发展。大众对于甲状腺疾病科普知识关注度高、需求量大。而专业的专科医师编写的系统性的甲状腺科普书并不多，大多数缺乏趣味性、可读性，阅读难度较大，科普效果不佳，也缺少外科治疗方面高质量的科普内容；移动互联网上专科医师撰写的甲状腺科普文章存在"碎片化"问题，信息的洪流让读者们看着像是知道得很多，实际上难以理解各种观点之间彼此的关联；非专业医学人士撰写的甲状腺科普文章的专业性与科学性显得不足，海量信息良莠不齐、难辨真假，存在为博取眼球而做标题党的，为打广告而编写故事的，散播"伪科学""伪常识"误导不明真相的外行人等，这些行为使得科普变得不靠谱，还容易阻碍医患之间的理性沟通。临床上患者因缺乏医学常识或被"伪科学"信息误导，延误病情甚至酿成悲剧的情况时有发生，可见甲状腺健康知识科学普及意义重大。

作为三甲医院甲状腺专科医师，在繁忙的医疗工作之余，我们团队创作了这本漫画科普书《守护颈部"蝴蝶"，漫话甲状腺健康》。这本书致力于构建常见甲状腺疾病尽量完整的知识结构，目的就是戳破健康谣言，给每个关心甲状腺健康及有甲状腺疾病疑问的大众提供专业的、权威的、规范的指导与建议，帮助大家懂得防病治病，做到心中有数、应对有度；努力打破"只治不防，越治越忙"的医疗怪圈；为患者提供有效健康资讯的同时，给甲状腺专科医师的临床工作和科普宣传工作提供帮助、开拓思路，协助医患沟通交流，弥补诊疗时间短、医患沟通不足的问题，减轻医疗过程中医患沟通的压力，使得患者充分感受到医生的人文关怀和更多的心理支持，构建和谐的医患关系；基层医院的医务工作者也可以便捷地从本书中汲取一些专业知识；通过有特色的方式进行甲状腺疾病知识的科学普及，提高大家的健康水平，提升健康素质，力争成为实现全民"大健康"的突破点之一。

因主编水平之限，书中难免有不足和疏漏之处，欢迎各位专家、同行和读者不吝指正，我们未来将再作修订。

特别感谢田文教授和林岩松教授为本书赐序。衷心感谢田文教授和范培芝教授为本书的内容给予权威指导和审查，感谢本书编写团队全体成员的辛勤付出。

谨以此书献给所有甲状腺疾病病友，有甲状腺疾病疑问、关注甲状腺健康的患者家属和医疗同道。希望本书能对大家有所帮助。祝大家健康！

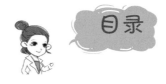

目录

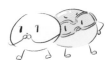

第一章

你了解甲状腺吗

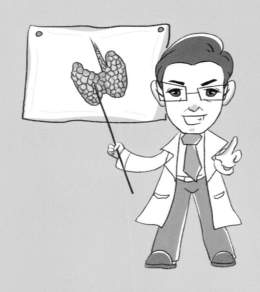

一、甲状腺的解剖结构

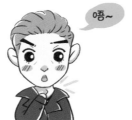

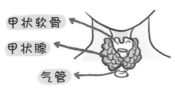

唔~

甲状软骨

甲状腺

气管

甲状腺位于颈部偏下部，气管前方，甲状软骨的下方。

甲状软骨，在成年男性体表可以摸到，也就是喉结的地方

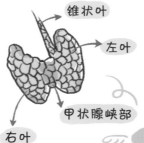

锥状叶

左叶

甲状腺峡部

右叶

甲状腺外形呈H形，也有人说形似蝴蝶，分为左右两个侧叶，中间以甲状腺峡部相连。

甲状腺变成蝴蝶飞走啦~

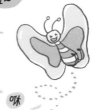

约有半数以上的人自甲状腺峡部或其与侧叶（常为左叶）相连的部分向上伸出一锥状叶，长短不一。

咻

正常甲状腺每个侧叶通常长5cm，其最大横径和前后径分别为3cm和2cm。

二、甲状腺的生理功能

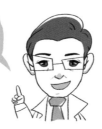

甲状腺合成、贮存和分泌的甲状腺激素可以提高神经兴奋性，促进机体的新陈代谢、促进生长发育。

释放到循环血液中具有生物活性的甲状腺激素主要有两种：

我跟他不一样，我比他多了一个脚（碘）呢！

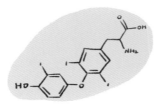

三碘甲状腺原氨酸
（T₃）

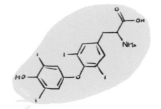

甲状腺素
（T₄）

1.促进生长发育：

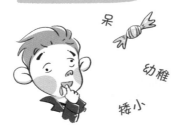

呆

幼稚

矮小

人们在幼年时期，如果甲状腺激素分泌不足，会影响机体的生长发育，不仅会导致身材矮小，还会导致脑发育障碍，导致出现呆小症。

3

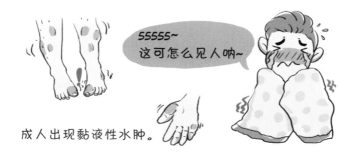

成人出现黏液性水肿。

2.调节新陈代谢：

基础代谢率（以下简称BMR）与机体甲状腺激素水平呈正相关，甲减时BMR显著降低，甲亢时BMR升高。

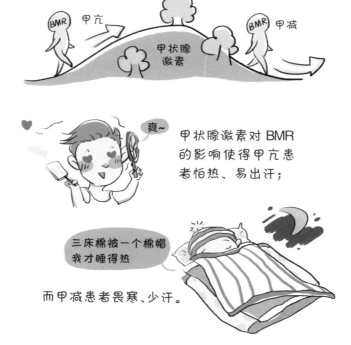

甲状腺激素对 BMR 的影响使得甲亢患者怕热、易出汗；

而甲减患者畏寒、少汗。

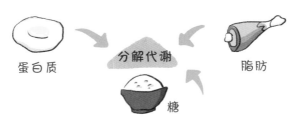

蛋白质　分解代谢　脂肪

糖

甲状腺激素处于分泌过量水平时也促进糖、脂肪、蛋白质的分解代谢。

3.调节器官系统功能：

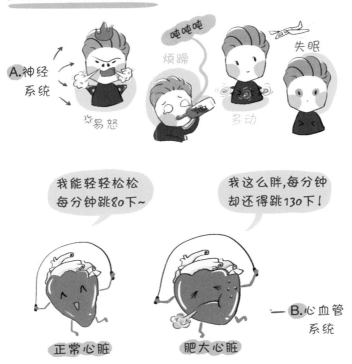

A.神经系统

吨吨吨

烦躁

失眠

易怒

多动

我能轻轻松松每分钟跳80下~

我这么胖,每分钟却还得跳130下！

正常心脏

肥大心脏

——B.心血管系统

血管舒张,严重甲亢患者常出现心肌肥大。

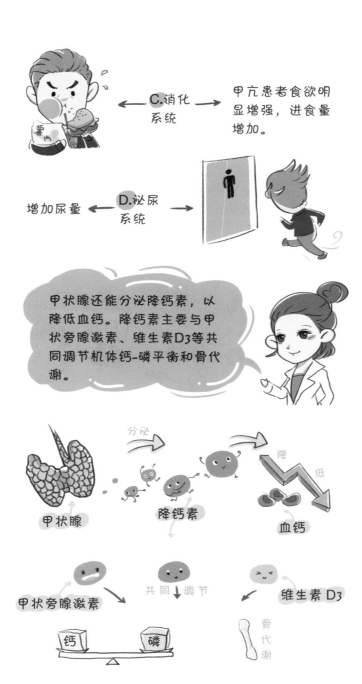

C.消化系统 ← → 甲亢患者食欲明显增强，进食量增加。

增加尿量 ← D.泌尿系统 →

甲状腺还能分泌降钙素，以降低血钙。降钙素主要与甲状旁腺激素、维生素D3等共同调节机体钙-磷平衡和骨代谢。

分泌 → 降 低 →

甲状腺   降钙素   血钙

甲状旁腺激素   共同 ↓ 调节   维生素 D3

钙   磷

骨代谢

6

三、普通人如何关注甲状腺健康

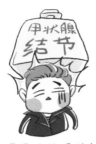

得了甲状腺结节
就是摊上大事了？

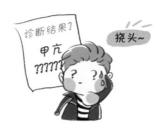

甲状腺肿大
就是甲亢？

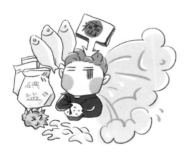

吃多了碘盐和海产
品会得甲状腺癌？

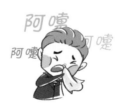

做了甲状腺切除
抵抗力就会变差？

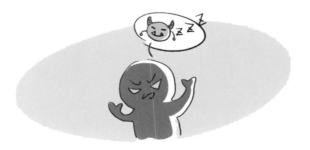

甲状腺癌是"懒癌"，可以不用重视？

这些传言并无科学依据，关注甲状腺健康，您需注意以下几点：

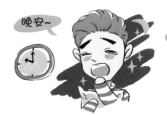

① 少熬夜，别焦虑。要做到劳逸结合，规律生活，避免过度劳累，保持精神愉快，学会快速化解不良情绪。

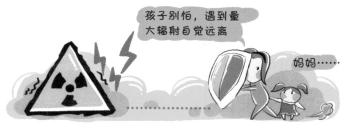

② 远离电离辐射及放射性物质，其中青少年、儿童更需避免，家长尽量避免主动要求做CT、X光等检查；但需要注意的是，电视、手机、电脑等物品的辐射量相对较低，大家不必过于担忧。

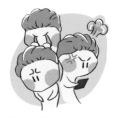

③ 关注情绪变化：情绪变化可能提示甲状腺功能异常，就是我们常说的"甲亢"或"甲减"。

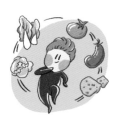

④ 注意饮食，积极锻炼：食物应以新鲜蔬菜为主，避免肥腻、辛辣。积极锻炼身体，提高机体免疫力。

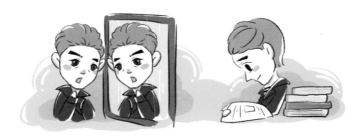

⑤学会定期对照镜子进行甲状腺自查，阅读专业领域权威发布的健康知识。

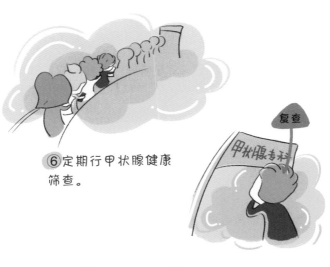

⑥定期行甲状腺健康筛查。

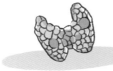

⑦定期在甲状腺专科进行复查随访。对多数甲状腺良性结节，可每隔6~12个月进行随访。对暂未接受治疗的可疑恶性或恶性结节，随访间隔可缩短至3个月。

四、甲状腺也可以自检吗

需要准备的物品：

一杯水 ✓

一面镜子 ✓

视诊：

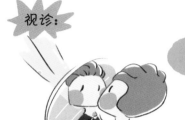

找准位置很重要！

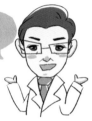

Step1: 在明亮的光线下，坐在或者站在镜子前，找到"喉结"的位置，观察喉结下方锁骨上方甲状腺的位置。

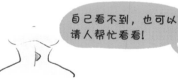

自己看不到，也可以请人帮忙看看!

Step2: 头轻轻向后仰起，观察此处脖子是否粗大，是否左右对称，有没有鼓包或肿块。

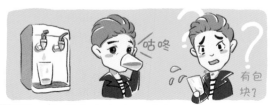

咕咚

有包块?

Step3: 含一小口水在口中，将水吞下去，看有没有肿块随吞咽运动上下移动。

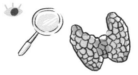

触诊：

包括检查蝴蝶的"身子"（甲状腺峡部）和两边的"翅膀"（甲状腺左右侧叶）。

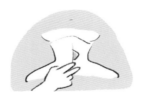

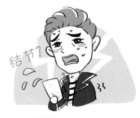

Step1:

依然是对照镜子，头轻轻向后仰起，将右手食指和中指并拢，置于喉结下方气管前方。

Step2:

含一小口水在口中，将水吞下去，如果摸到肿块，肿块还随吞咽动作上下移动，可能就是甲状腺峡部结节了。

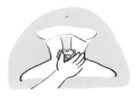

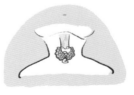

Step3:

将右手拇指置于喉结下方气管右侧，其余手指触摸左侧甲状腺。

Step4:

含一小口水在口中，将水吞下去，看左侧甲状腺有没有肿块随吞咽运动上下移动。

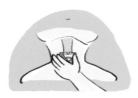 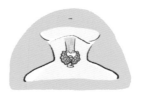

Step5:
将左手拇指置于喉结下方气管左侧，其余手指触摸右侧甲状腺。

Step6:
含一小口水在口中，将水吞下去，看右侧甲状腺有没有肿块随吞咽运动上下移动。

指腹

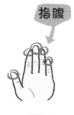 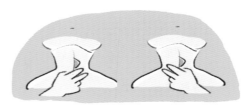

Step7:
颈部放松，右手食指和中指并拢，用指腹检查左颈部是否可触及肿大的淋巴结。同理，左手食指和中指并拢，用指腹检查右颈部是否可触及肿大的淋巴结。

注意：

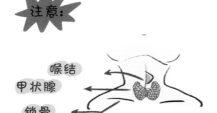

喉结

甲状腺

锁骨

甲状腺在喉结下方，靠近锁骨的位置，触诊可以多重复几次。不要把喉结误认为是甲状腺。

如果发现情绪变化、甲状腺肿块或颈部淋巴结肿大等异常情况，应立即到医院做进一步检查。

另外，不是所有的甲状腺结节都可以通过甲状腺自检出来哦！甲状腺自检也不能替代专科医师的体格检查和超声科医师的彩超检查。

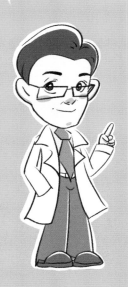
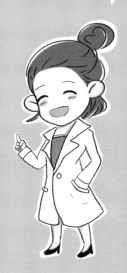

五、哪些因素会增加得甲状腺肿瘤的风险

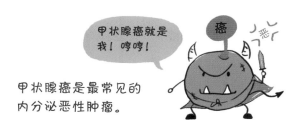

甲状腺癌就是我！哼哼！

甲状腺癌是最常见的内分泌恶性肿瘤。

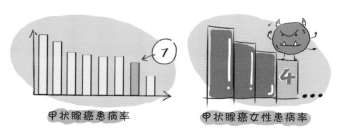

甲状腺癌患病率

甲状腺癌女性患病率

国家癌症中心发布的2014年中国居民恶性肿瘤数据结果显示，甲状腺癌患病率位列所有恶性肿瘤第7位，女性恶性肿瘤的第4位。

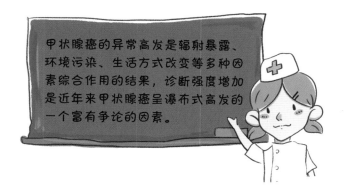

甲状腺癌的异常高发是辐射暴露、环境污染、生活方式改变等多种因素综合作用的结果，诊断强度增加是近年来甲状腺癌呈瀑布式高发的一个富有争论的因素。

1.电离辐射：

目前唯一被证实的甲状腺癌外源致病因素。特别是童年期辐射暴露是甲状腺癌可靠的致病因素（包括原子弹爆炸幸存者，儿童期因恶性肿瘤等接受放疗者）。

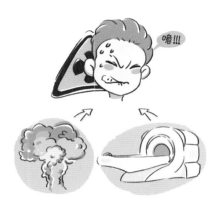

噫!!!

2.碘摄取：

碘缺乏和碘过量都可以引起甲状腺疾病

碘缺乏是甲状腺肿、呆小症的重要致病因素。

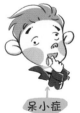

呆小症

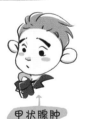

甲状腺肿

而碘过量可以诱发和促进甲减和自身免疫甲状腺炎的发生和发展。

碘摄入与甲状腺癌的关系仍存较大争论。

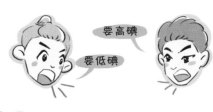

3.肥胖与其他因素：

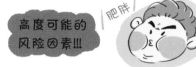

4.遗传因素：

妈妈有甲状腺癌

姐姐有甲状腺癌

妹妹患甲状腺癌的风险增加8~10倍

甲状腺癌重要的风险因素。有数项大型病例对照研究显示甲状腺癌患者一级亲属的患病风险可增加8~10倍。纵观目前的临床研究，均是采用家系中至少2例患者发生甲状腺癌的模型来定义家族史的。

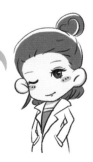

小结，甲状腺恶性肿瘤的发生是多种因素综合作用的结果，童年期电离辐射的暴露是目前唯一被证实的外源致病因素，遗传因素或遗传易感性发挥着重要内源性作用。

六、甲状腺常规筛查的建议

1.对于儿童：

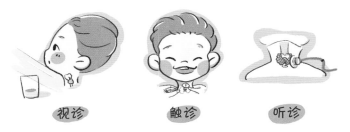

视诊　　　　触诊　　　　听诊

对甲状腺肿瘤高危儿童人群，包括碘缺乏、放射暴露史、甲状腺疾病家族史及一些遗传综合征等，每年进行体格检查（也就是医生给患者视诊、触诊、听诊等）。

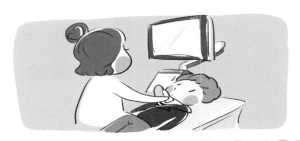

儿童需行甲状腺及颈部淋巴结彩超检查的两种情况：

（1）当触诊发现结节、甲状腺不对称和（或）颈部淋巴结异常时。
（2）有甲状腺放射暴露史的儿童。

所以儿童并没有推荐甲状腺常规筛查，而是在高危儿童人群中进行筛查。

2. 对于育龄期妇女：

（1）在怀孕前开展甲状腺功能指标筛查。

（2）对妊娠早期妇女开展甲状腺疾病筛查，筛查时机选择在妊娠8周以前。

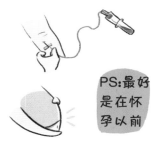

PS:最好是在怀孕以前

3. 对于成人：

（1）一般人群、无症状者不建议使用颈部超声检查进行常规筛查。

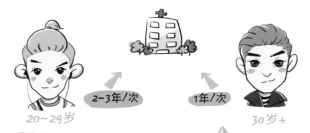

2~3年/次

1年/次

20~29岁

30岁+

可考虑在20~29岁时每2~3年进行1次体格检查，30岁以后每年进行1次体格检查与甲状腺及颈部淋巴结彩超检查

如果发现情绪变化，甲状腺自查发现甲状腺肿块或颈部淋巴结肿大等异常情况，应立即到正规医院做进一步检查。

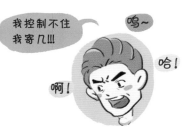

我控制不住我寄几!!!

呜~

哈!

啊!

（2）

 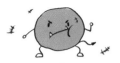

已经发现甲状腺良性结节的，可每隔6~12个月进行随访

对暂未接受治疗的可疑恶性或恶性结节，随访间隔可缩短至3个月

每次随访必须进行病史采集和体格检查，并复查甲状腺及颈部淋巴结彩超。部分患者还需随访甲状腺功能。

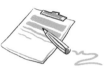

（3）对于高危人群，即使没有症状，定期筛查也是非常必要的。

高危人群：

①童年期头颈部放射线照射史或放射性尘埃接触史；②全身放射治疗史；③分化型甲状腺癌、甲状腺髓样癌或多发性内分泌腺瘤病2型（MEN2型）、家族性多发性息肉病、某些甲状腺癌综合征（如多发性错构瘤综合征、卡尼（Carney）综合征、沃纳综合征和加德纳综合征）等的既往史或家族史。

（4）对于之前甲状腺功能异常、罹患甲状腺疾病或接受甲状腺手术后或治疗后的患者，接触可能影响甲状腺功能药物者，建议遵医嘱定期复查。

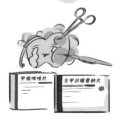

第二章

甲状腺疾病就诊知识

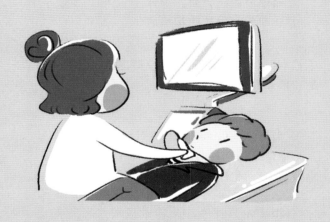

一、看甲状腺疾病到底挂什么科

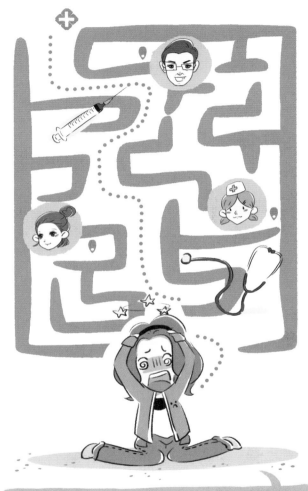

医院越来越大，分科越来越细，进了医院就像进了迷宫，精神科与神经科，胸外科与乳腺外科，感染科与传染科，这么多专科名词，让人傻傻分不清楚。我生病了，到底该看什么科？

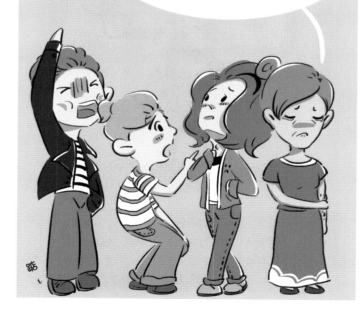

家里人说我眼睛凸、脖子粗、脾气暴躁，让我来检查一下，请问我应该挂什么科？

我自己摸到甲状腺上有一个肿块，我应该挂什么科呢？

诶！我看到了！我最近体检发现甲状腺结节，那我应该挂什么科？会不会和你一个科？

我因为尿毒症血液透析好几年了，好几次抽血检查发现甲状旁腺激素异常升高，肾内科医生说这是继发性甲状旁腺功能亢进症，建议我行手术治疗，请问我应该挂什么科？

甲状腺疾病诊断和治疗涉及内分泌学、头颈外科学、普通外科学、核医学等多个临床学科。对于首次来医院就诊的患者来说，甲状腺疾病可以简单地分为内科治疗和外科治疗。

建议看内分泌科的疾病包括：	建议看甲状腺外科的疾病包括：
甲状腺功能亢进症	结节性甲状腺肿
甲状腺功能减退症	甲状腺腺瘤
亚急性甲状腺炎	甲状腺癌
慢性淋巴细胞性甲状腺炎	原发性甲状旁腺功能亢进
产后甲状腺炎	继发性甲状旁腺功能亢进
……	……

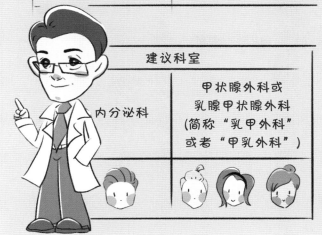

建议科室	
内分泌科	甲状腺外科或乳腺甲状腺外科（简称"乳甲外科"或者"甲乳外科"）

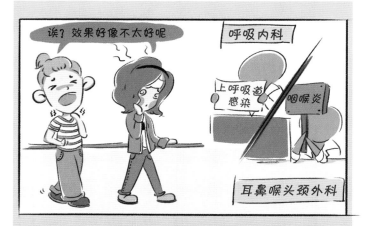

其中，经常有患者在上呼吸道感染之后，出现颈部疼痛，或波及到耳根等部位，吞咽时疼痛加重，可伴有发热，常就诊于呼吸内科或耳鼻喉头颈外科，按上呼吸道感染或咽喉炎治疗，效果不佳。

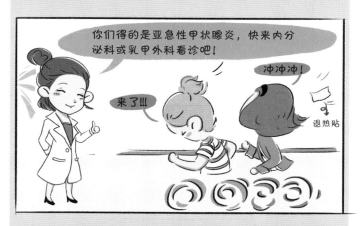

最后确诊为亚急性甲状腺炎的情况，其实看内分泌科或乳甲外科最佳。

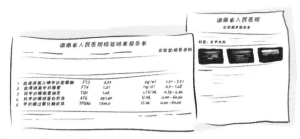

甲状腺疾病基本检查包括抽血查甲状腺功能、抗甲状腺球蛋白抗体、抗甲状腺过氧化物酶抗体，以及甲状腺、颈部淋巴结彩超。

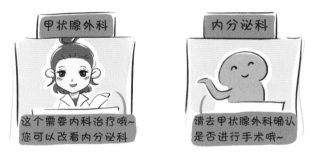

如果看甲状腺外科发现需要内科治疗的甲状腺疾病，也可以改看内分泌科。如果看内分泌科发现需要外科医生判断是否要手术治疗的情况，则再看甲状腺外科。

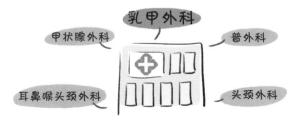

目前国内从事甲状腺外科治疗的医生众多，大多数医院包括许多基层医院均开展甲状腺手术。

二、首次就诊你需要准备什么

1.初诊要不要挂专家号

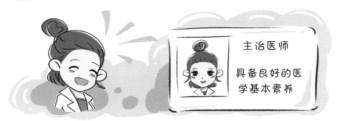

主治医师

具备良好的医学基本素养

初次看甲状腺疾病，主治医师等普通号足以，并不一定要专家号。任何甲状腺疾病，特别是早期无症状的甲状腺疾病，都需要依赖甲状腺彩超、甲状腺功能化验等结果，再结合病史来判断。而这些内容是任何一位年轻的甲状腺专科医师所具备的基本素养。遇到复杂情况，或者需要进一步求证，可以再看专家号。

2.如实向医师描述病情

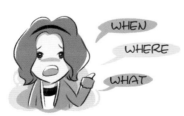

WHEN

WHERE

WHAT

①体检发现异常：发现时间、哪家医院、什么检查（甲状腺功能还是甲状腺彩超）、发现了什么问题？

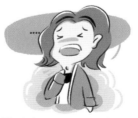

....

②自查发现甲状腺肿块：发现时间、部位、大小，局部有无红肿、疼痛，发现以来肿块大小有无变化，是否伴有呼吸困难、声音嘶哑或吞咽困难？

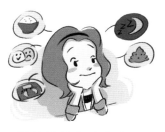

③精神状态（焦躁易
怒还是抑郁）、食欲
（多食善饥还是厌食）、
睡眠、大便情况（排
便次数增加还是腹胀
便秘）、体重下降或
增加？

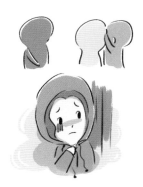

④还有哪些其他不适
症状，是否影响生活
和工作或美观？

3.如实告知医师病史

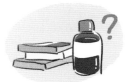

①之前生过什么病，
吃过什么药或做过
什么治疗，治疗效
果怎么样？

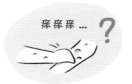

②对什么药物过敏？

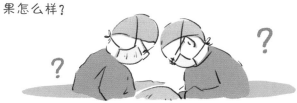

③手术史：是否曾行甲状腺手术？手术时间、手术
医院、手术方式及病理结果？

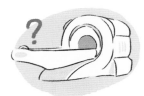

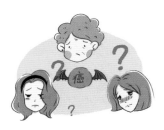

④是否有童年期头颈部放射线照射史、放射性尘埃接触史或全身放射治疗史？

⑤家族史：家族中是否有甲状腺癌患者或者其他恶性肿瘤患者？有几个？

4.带齐相关资料

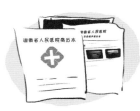

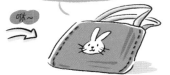

整理好相关资料并装袋好哦！

哎~

病历本、既往的或外院的就诊记录、抽血化验结果、影像学报告与胶片、病理报告单等。

5.列一张问题清单

①我得了什么病？病因可能是什么？
②检查的意义及有哪些注意事项？
③该病如何治疗？治疗的意义及注意事项？如果是吃药，吃什么药，怎么吃法，吃多久？
④下次什么时候来复查？

三、医师会如何进行甲状腺体格检查

对于众多被怀疑有甲状腺肿瘤的患者，甲状腺局部的体格检查是必要的、不可缺少的。

体格检查一般是在光线充足的诊室中。

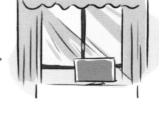

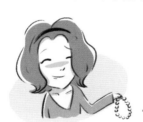

建议患者尽量穿无领或低领衣服，不要戴项链。

最好事先准备一瓶矿泉水。

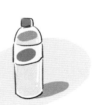

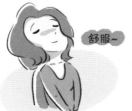

舒服~

在平静、自然的状态下，患者取舒适坐位，充分暴露颈部。

体格检查主要包括甲状腺检查和头颈部淋巴结的检查。医师会从视诊、触诊、听诊三个方面进行检查。

1. 甲状腺检查：

（1）视诊：

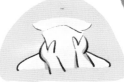

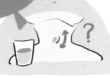

吞咽就是吞口水或者含一口矿泉水后吞下去！不是咳嗽，也不是清嗓子啊!!!。

①注意观察有无陈旧的手术瘢痕，扩张静脉，皮肤有无发红；

②观察是否有突出的肿块存在，注意肿块的部位及患者吞咽时肿块是否随吞咽上下活动；

提问：

为什么检查甲状腺时需要配合做吞咽动作呢？

回答：

因为甲状腺附着且覆盖气管前方的筋膜内，吞咽时随吞咽上下移动是甲状腺的特征，可与颈部其他肿物进行鉴别。但是甲状腺肿块巨大而占据整个颈部，或甲状腺被癌或甲状腺炎侵袭，甲状腺与邻近组织固定，可以出现不能随吞咽上下活动的现象。

我和气管是好朋友，我们一直腻歪在一起！

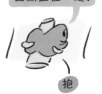

抱

③观察弥漫肿大的甲
　状腺是否对称，结节
　是单一的或是多个。

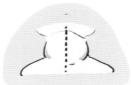

(2) 触诊：

这个时候有的医师习惯面对患者检查，有的医师习
惯站在患者身后检查。以面对面检查为例：

①拇指确定甲状腺峡部；
②右侧的拇指轻轻按压
　左侧的甲状腺，并配合
　吞咽动作；
③左侧的拇指轻轻按压
　右侧的甲状腺，并配合
　吞咽动作；

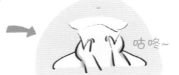

咕咚~

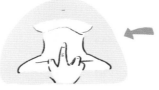

④右手食指和环指分
　别置于两侧胸锁关节
　上，中指触诊气管，
　判断气管有无偏移。

甲状腺肿大的分度	
I度	不能看出甲状腺肿大，但触诊能摸到甲状腺或肿块
II度	颈部可以看到肿大的甲状腺或肿块，触诊能摸到肿大的轮廓，但肿大的甲状腺没有超过胸锁乳突肌的后缘
III度	视诊和触诊都可以发现甲状腺肿大，且肿大超过了胸锁乳突肌的后缘

（3）听诊：

当触及甲状腺肿大时，用钟型听诊器直接放在肿大的甲状腺上。

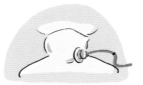

2.头颈部淋巴结检查：

面对面检查，检查左颈部是用右手操作，检查右颈部用左手操作。检查有无肿大或固定的淋巴结。

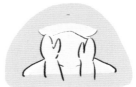

通过体格检查，可以获得更多信息，提高诊断率和正确率哦~

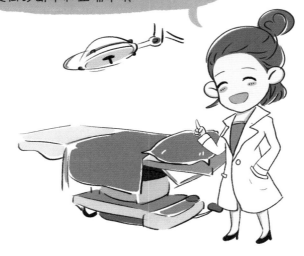

四、甲状腺常用的辅助检查项目

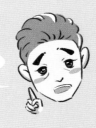

请问甲状腺检查应该是抽血还是做B超？

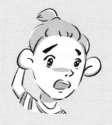

如果做甲状腺彩超没问题，还用验血吗？

抽血查甲状腺功能正常，也会得甲状腺癌吗？

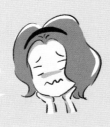

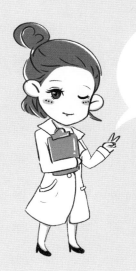

若因感觉甲状腺不正常来就诊，建议同时完善甲状腺彩超和抽血化验甲状腺功能、抗甲状腺球蛋白抗体和抗甲状腺过氧化物酶抗体。两种检查不能相互替代。

甲状腺常用辅助检查包括实验室检查和影像学检查

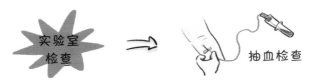

实验室检查 ⟶ 抽血检查

最常见的是查甲状腺功能三项和甲状腺相关抗体两项。

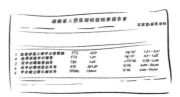

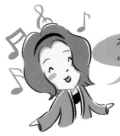

不用饿着肚子抽血，心情美美哒~

单纯查甲状腺功能没有必要进行空腹采血。

其他内容在《实验室检查》章节我们会有更详细的科普哦！

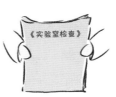

《实验室检查》

影像学检查 ⟶ 是甲状腺肿瘤准确诊断的 主体部分

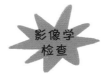

影像学检查包括：

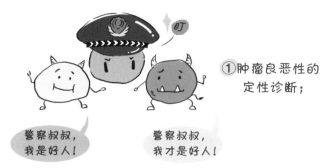

①肿瘤良恶性的
定性诊断；

①警察叔叔，
我是好人！

警察叔叔，
我才是好人！

②肿瘤大小的
定量分析；

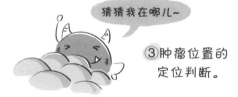

猜猜我在哪儿~

③肿瘤位置的
定位判断。

目前临床上常见的影像学检查

彩超

CT

MRI

......

X线

核素显像

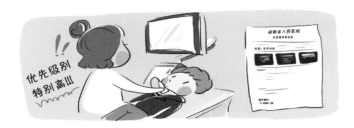

甲状腺及颈部淋巴结彩超以无创、实时监测、经济、操作方便等优势成为首选，临床上运用最普遍。超声检查包括彩色多普勒以及超声造影、弹性成像等，对甲状腺病灶进行评分，对于甲状腺肿瘤的诊断价值越来越高。

CT：

对胸内甲状腺的诊断有独特价值

对于复杂甲状腺肿瘤的临床判断仍具有独特优势

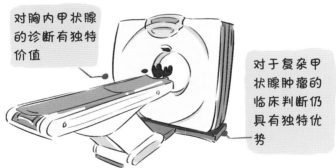

可显示甲状腺病变的范围，对邻近结构如气管、食管等有无压迫，以及有无颈部淋巴结转移等。

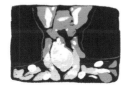

需要特别注意的是：甲亢的病人一般不建议做CT增强检查。

MRI检查：

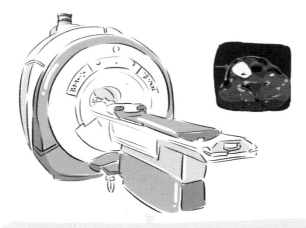

对软组织分辨率高，可以作为甲状腺及甲状旁腺
肿瘤检查的手段之一

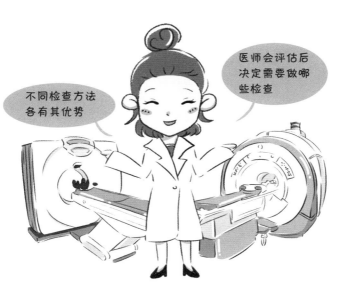

不同检查方法
各有其优势

医师会评估后
决定需要做哪
些检查

五、实验室诊断

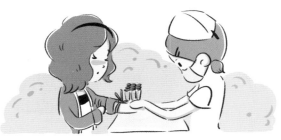

甲状腺实验室诊断	甲状腺激素检测	①总甲状腺激素 TT_4 和游离甲状腺激素 FT_4 ②总三碘甲状腺氨酸 TT_3 和游离三碘甲状腺原氨酸 FT_3 ③促甲状腺激素 TSH
	甲状腺肿瘤标志物检测	①甲状腺球蛋白 Tg ②甲状腺球蛋白抗体 TgAb ③降钙素 CT ④癌胚抗原 CEA
	甲状腺其他相关检测	①甲状腺过氧化物酶抗体 TPOAb ②甲状旁腺激素 PTH

请问以上这些检查是怎么做的？

抽血化验。而且单纯检测以上项目，没有必要进行空腹采血。

请问以上这些检查的意义主要是哪些？

好问题！跟着我一起往下看吧~
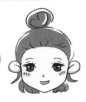

1.FT₃、FT₄、TSH：

大！家！好！我们是甲状腺功能三项！

我是FT₃！中间这位是FT₄

Hi~我是TSH

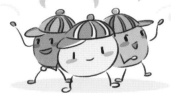

被用来评估甲状腺功能，如甲状腺功能亢进、甲状腺功能减退等。

甲状腺乳头状癌（PTC）、甲状腺滤泡状癌（FTC）术后通过补充左甲状腺激素降低TSH水平，从而减少Tg的释放，因此通过检测TSH的指标来调节左甲状腺激素的使用剂量使TSH维持在合适的范围内。

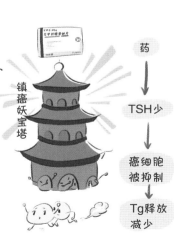

药
↓
TSH少
↓
癌细胞被抑制
↓
Tg释放减少

镇癌妖宝塔

2.Tg和TgAb：

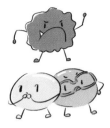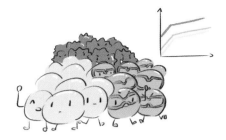

分化型甲状腺癌（DTC，主要包括PTC、FTC）患者进行全甲状腺切除术后或经碘-131清甲治疗后，Tg和TgAb可用于检测DTC的复发和转移。

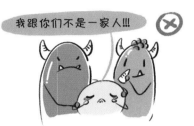

Tg不能作为甲状腺髓样癌（MTC）残留或复发的肿瘤标志物，因为MTC细胞不分泌Tg。

我跟你们不是一家人!!!

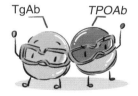

TgAb　　　TPOAb

TgAb和TPOAb一起统称为甲状腺相关抗体两项。对于辅助诊断自身免疫性甲状腺炎也有重要意义。

3.CT：

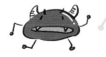

由甲状腺滤泡旁细胞合成和分泌，主要作为甲状腺髓样癌（MTC）的肿瘤标志物。

表达程度与MTC分化程度和侵袭生长能力有关。其测定在监测MTC的术后复发和远处转移上的作用更大。

4.CEA：

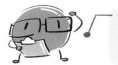

可用于对甲状腺髓样癌（MTC）患者的危险分层及监控MTC患者的治疗效果

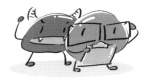

在CT升高或考虑MTC时，也应检测CEA（对于MTC来说，CT和CEA两个形影不离）。

5.TPOAb：

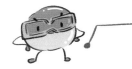

诊断慢性自身免疫性甲状腺疾病最敏感的指标

大约90%~95%的桥本甲状腺炎患者体内TPOAb水平升高，但TPOAb阴性结果并不能排除自身免疫性疾病的可能性。

6.PTH：

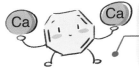

由甲状旁腺的主要细胞合成,对于保持内环境中钙的水平稳定具有关键性作用

可用于甲状旁腺功能亢进或减退的诊断和鉴别诊断。临床上常见慢性肾脏疾病引起继发性甲状旁腺功能亢进。

医师会评估后决定需要做哪些检查哦~

六、超声检查

医生，你刚刚说甲状腺没摸到明显肿块，那就不用做超声检查了吧？

医生，检查费越贵检查越准确吧，你给我一步到位，直接做CT或者磁共振吧？

体格检查没有摸到明显肿块，不代表没有甲状腺结节，还是需要做超声检查。超声检查是甲状腺疾病首选的影像学方法，影像学检查判断良恶性就是B超最准，CT、磁共振都比不上。

医生，超声的哪些描述提示可疑是恶性结节呢？

大概有五项，那就趁这个机会我来跟你们详细说一下吧！

1.实性：

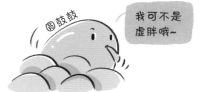

描述的是甲状腺结节的内部成分，就是实性的。

2.低回声或极低回声：

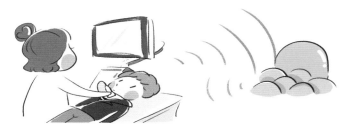

描述的是结节中非钙化实性成分相对于周围甲状腺组织的回声。低回声是指结节回声低于周围甲状腺实质回声。极低回声是指结节回声低于颈前带状肌群的回声。

3.纵横比 > 1：

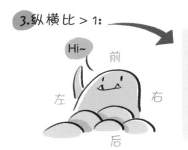

描述的是甲状腺结节的形态，在超声探头处于横切面时，评估甲状腺结节的前后径（也叫纵径）和左右径（也叫横径）的比值

因为在肿瘤前后方向上的癌细胞在早期处于分裂状态，而其他方向上的癌细胞在早期处于相对静止期，这就造成了和左右方向的径线相比，肿瘤在前后方向的径线较大，而呈现"立起来"或"站起来"的形状。

4.边缘不规则：

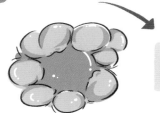

描述的是甲状腺结节与周围甲状腺结构之间的关系

边缘不规则就像是一滴墨滴在宣纸上的效果。因为恶性结节对周围组织有浸润，癌细胞向外生长，边界可以出现"毛刺样"改变。

5.微钙化：

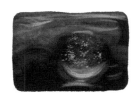

目前普遍被认为对甲状腺癌具有高度特异性，是超声诊断甲状腺癌特异性最高的指标

是指直径＜1mm的强回声，后方无声影。可能是因为肿瘤细胞生长较快，组织过度增生，从而导致钙盐沉积而发生的钙化，也可能是肿瘤本身分泌一些致钙化物质（如糖蛋白和黏多糖等）所致。

但是，任何一种征象并不是恶性结节所独有，需要综合分析判断。

医生，什么是胶质潴留？

胶质潴留是正常现象，不是疾病诊断。是甲状腺细胞合成、分泌的黏稠物质，如同胶水，内含丰富的甲状腺球蛋白、碘和多种酶类，在许多正常人甲状腺内都可存在，不是肿瘤。这类人往往有摄入较多碘的生活习惯，如海边生活者、喜食海产品等。

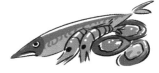

为什么不同医院检查的结节大小不一样？

由于大部分甲状腺结节都不是正圆形的，不同的医生、使用不同的检测仪器、测量的角度和方向有所差别时，都可能会出现误差。每次复查彩超发现结节大小有3毫米以内的偏差是正常的。

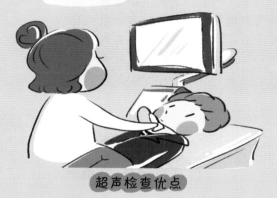

经济　　　　　　　可重复操作

无放射性

无创

高效便捷

超声检查优点

但是它也有缺点：
主观性较强，不同的医生对所看到的影像学变化会有自己不同的理解。因此，如果对B超结果有怀疑的，可进行复查。

七、甲状腺影像学检查的TI-RADS分类

医生，甲状腺彩超报告上写的结节3级严重吗？

医生，请问甲状腺结节一般有几个级别？TI-RADS分级是什么意思？

TI-RADS分级是"甲状腺超声影像报告和数据系统"的英文缩写。用于诊断甲状腺结节的良恶性，指导甲状腺结节的处理。

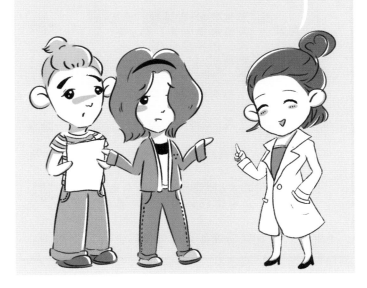

TI-RADS分类标准有多种，并未统一。上文总结了5种甲状腺恶性结节的主要超声特征，分别为实质性结节、低回声或极低回声、形态分叶或不规则、微钙化以及纵横比大于1。《甲状腺癌诊疗规范（2018年版）》推荐参考的TI-RADS分类标准具体如下：

分类	评价	超声表现	恶性风险
0	无结节	弥漫性病变	0
1	阴性	正常甲状腺（或术后）	0
2	良性	囊性或实性为主，形态规则、边界清楚的良性结节	0
3	可能良性	不典型的良性结节	<5%
4	可疑恶性	恶性征象:实质性、低回声或极低回声、微小钙化、边界模糊/微分叶、纵横比>1	5%~85%
4a		具有1种恶性征象	5%~10%
4b		具有2种恶性征象	10%~50%
4c		具有3~4种恶性征象	50%~85%
5	恶性	超过4种恶性征象，尤其是有微钙化和微分叶者	85%~100%
6	恶性	经病理证实的恶性病变	无

TI-RADS分级并未包括对结节大小的定义，所以结节大，不一定有问题，结节小，不一定没问题。

怀疑恶性结节多数需要及时处理哦！

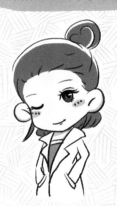

八、X线、CT及MRI检查

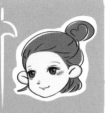

除了彩超检查，甲状腺疾病还有多种影像诊断方法，各有优缺点，可以互为补充，根据具体情况选择最佳的影像学检查方法来提高诊断率，帮助制定治疗计划。

医生，X线有辐射，我不敢做X线检查，身体会有很大伤害吧？

短期的、偶然的、临床必要的X线检查是安全的。不必"谈X线色变"。

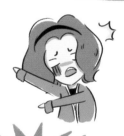

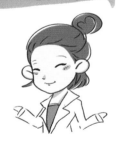

X线检查的作用：

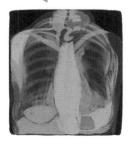

常规X线对甲状腺病变的诊断价值有限，但可以显示甲状腺区域较粗大的钙化和气管受压变狭窄及移位等改变。

恶性的钙化多为细砂粒状，良性的钙化则呈蛋壳样、环状或大斑块。

细砂粒状钙化　　蛋壳样钙化　　　环状钙化　　　大斑块钙化

超声检查对纵隔内及颈深部的病变显示有困难，且病变整体及周围侵犯情况较难观察，而CT检查（电子计算机断层扫描）可以补充这些不足

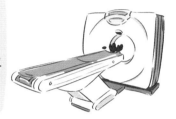

CT检查的作用：

① 请晰显示甲状腺影像，对多数病例可作出良、恶性的定性诊断。

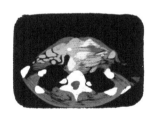

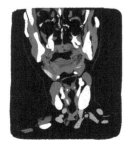

② 明确显示甲状腺病变的范围，对邻近结构如气管、食管等有无压迫，以及有无颈部淋巴结转移等。

③对胸内甲状腺的诊断有独特价值，确定侵犯范围，与邻近结构如大血管的关系，为制定治疗方案提供可靠依据。

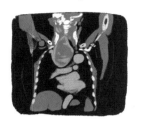

> 医生，增强CT的造影剂含碘，我有甲亢能做增强CT吗？

> 明显的甲状腺功能亢进的患者是常规不建议做增强CT检查的。对于那些甲状腺功能亢进或怀疑有甲状腺功能亢进的患者，因为含碘对比剂可能在这些人中诱发甲状腺功能亢进和甲状腺危象，所以在做增强CT前需要检测甲状腺功能和（或）预防性应用稳定甲状腺的药物。或者直接选择CT平扫或磁共振增强检查。

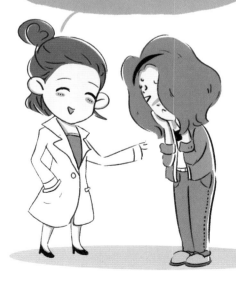

MRI检查的作用：

无辐射，不使用含碘对比剂，甲状腺功能亢进的患者也可以做

可以提供甲状腺及甲状旁腺肿物的大小、形态、边界、血供等详细信息

能够对肿物侵犯邻近结构的程度、范围和淋巴结转移等情况进行较为全面的评估，对评价肿瘤术后改变及复发也有一定作用

多方位、多参数成像和软组织分辨率高

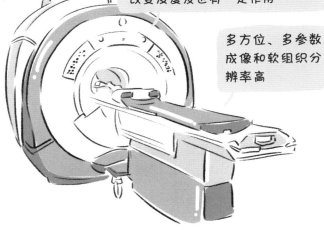

但是MRI（磁共振成像）对钙化不敏感，检查时间长，易受呼吸和吞咽动作影响，故甲状腺MRI检查不如超声及CT检查普及，目前在甲状腺的影像检查方面应用不多。

在X线、CT和MRI检查前，各家医院还会有一些要求，检查前要与医生沟通，做好充分准备。一般而言，X线检查完1~2小时会有结果，CT、MRI检查结果要过一段时间才能出来，各家医院出报告时间不同。无论影像检查报告结论是否提示正常，一定要将影像学报告与胶片拿给医生看。

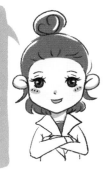

九、甲状腺显像

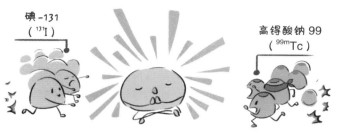

甲状腺显像是通过利用甲状腺细胞自身具有摄取和浓聚碘-131（^{131}I）或吸附高锝酸钠99（^{99m}Tc）的细胞特性。

静脉注射显影剂 $^{99m}TcO_4^-$ 或口服 ^{131}I 后，甲状腺摄取放射性锝或碘后。

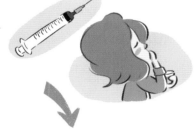

通过SPECT仪器在体外显示甲状腺内 $^{99m}TcO_4^-$ 或 ^{131}I 的分布。

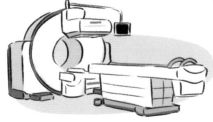

观察甲状腺的位置、形态、大小及功能状况。

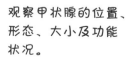

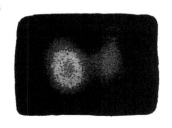

医生，做甲状腺显像检查有什么用？

甲状腺显像适用于评估甲状腺结节的功能，特别适用于直径 > 1cm 且伴有血清促甲状腺素降低的甲状腺结节，可判断结节是否有自主摄取功能。在亚急性甲状腺炎的诊断、甲状腺结节的良恶性鉴别、寻找甲状腺癌转移灶、诊断异位甲状腺、判断甲状腺的位置形态和大小等方面有价值。

医生，甲状腺显像检查是怎么做的？你们这个核医学检查和核武器、核污染一样吧？！

一种是静脉注射 $^{99m}TcO_4^-$ 20分钟后，取仰卧位，躺在SPECT机器上进行检查；另外一种是口服 ^{131}I，24~48小时后，取仰卧位，躺在SPECT机器上进行显像。核医学检查和核武器、核污染完全两码事。一次检查受到的辐射一般低于一次X射线检查。大家进入机房前，应尽量少饮水；检查过程中，平静呼吸，不要移动，以免影响图像质量；检查后多喝水，促进体内放射性药物的代谢，检查后12~24小时内尽量减少与周围人群的密切接触，尤其是避免与儿童及孕妇接触。

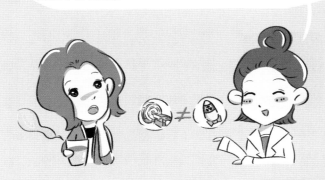

医生，请问报告上提示"冷结节"是什么意思？

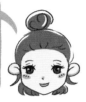

正常甲状腺呈蝴蝶状，放射性分布均匀，边缘光滑整齐。根据甲状腺内核素分布情况可观察结节的代谢和功能变化，根据放射性核素摄取的浓度不同，将结节分为冷、温、热三类。

冷结节：

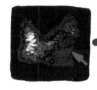

结节部位摄取显像剂的功能低于周围正常甲状腺，图像上表现为结节部位的显像剂分布明显稀疏接近于本底

可见于甲状腺癌、甲状腺腺瘤囊性变、甲状腺囊肿、甲状腺结节内出血、钙化、慢性淋巴细胞性甲状腺性炎及局灶性亚急性甲状腺炎，单发结节恶性率为10%～20%，多发结节恶性率为0%～18%。

温结节：

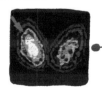

结节部位摄取显像剂的功能接近周围正常甲状腺组织，图像上表现为结节部位的显像剂分布与周围或对侧相应部位相似

主要见于功能正常的甲状腺腺瘤、结节性甲状腺肿和慢性淋巴细胞性甲状腺炎。其恶性率为4%～5%。

热结节：

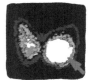

结节部位摄取显像剂的功能高于周围正常甲状腺组织，图像上表现为结节部位的显像剂浓聚

绝大部分为良性结节，一般就不需要细针穿刺抽吸活检。多见于功能自主性甲状腺腺瘤、先天一叶缺如的功能代偿。其恶性率为1%。

甲状腺显像敏感度高（漏诊率低）而特异性较差（误诊率高），因此需要与超声、CT结合起来提高结节诊断准确率。

甲状腺癌术后行^{131}I诊断性全身核素显像检查之前还有什么特殊要求吗？

必须通过手术或大剂量^{131}I去除全部正常甲状腺组织才能行甲状腺^{131}I显像检查。检查前需低碘饮食4周，特别注意避免增强CT检查，停服左甲状腺素钠片4~6周，使促甲状腺素水平达到30IU/L以上，以提高转移灶对碘的摄取。

十、正电子发射计算机断层显像

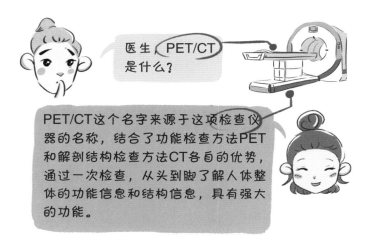

医生，PET/CT 是什么？

PET/CT这个名字来源于这项检查仪器的名称，结合了功能检查方法PET和解剖结构检查方法CT各自的优势，通过一次检查，从头到脚了解人体整体的功能信息和结构信息，具有强大的功能。

^{18}F–FDG（2-氟-2-脱氧-D-葡萄糖）PET/CT近年来被越来越广泛地应用于恶性肿瘤的诊断，原理是：

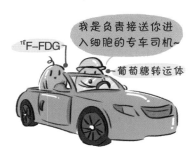

我是负责接送你进入细胞的专车司机~

^{18}F–FDG

葡萄糖转运体

^{18}F–FDG是天然的葡萄糖类似物，与葡萄糖生物学行为相似，都通过葡萄糖转运体进入细胞。

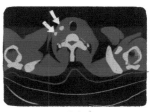

甲状腺癌病灶

恶性肿瘤细胞由于代谢旺盛，并且葡萄糖转运体表达较高，因此静脉注射葡萄糖类似物^{18}F–FDG后，大多数肿瘤病灶会表现为对^{18}F–FDG的高摄取，在PET显像上表现为局部的高浓度摄取。

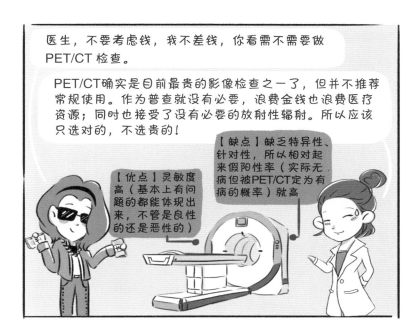

医生，不要考虑钱，我不差钱，你看需不需要做PET/CT检查。

PET/CT确实是目前最贵的影像检查之一了，但并不推荐常规使用。作为普查就没有必要，浪费金钱也浪费医疗资源；同时也接受了没有必要的放射性辐射。所以应该只选对的，不选贵的！

【缺点】缺乏特异性、针对性，所以相对起来假阳性率（实际无病但被PET/CT定为有病的概率）就高

【优点】灵敏度高（基本上有问题的都能体现出来，不管是良性的还是恶性的）

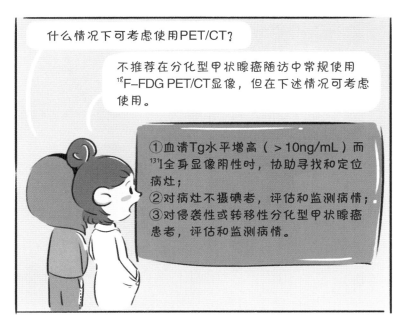

什么情况下可考虑使用PET/CT？

不推荐在分化型甲状腺癌随访中常规使用^{18}F-FDG PET/CT显像，但在下述情况可考虑使用。

①血清Tg水平增高（>10ng/mL）而^{131}I全身显像阴性时，协助寻找和定位病灶；
②对病灶不摄碘者，评估和监测病情；
③对侵袭性或转移性分化型甲状腺癌患者，评估和监测病情。

做完检查，辐射问题要不要担心？

不用过度担心，随着科学越来越先进，注射的药量在减少，病人检查时所接受的辐射剂量也越来越低，都在安全范围之内。检查完成后一天时间，病人体内的射线基本就没有了。如果家里有小孩，完成检查后第二天可以抱小孩。完成检查后应多喝水，多上厕所，放射性药物排泄就更快，不过记得便后要多冲两遍水。

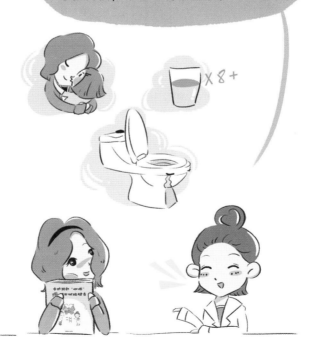

X8+

第三章

甲状腺结节诊断的"金标准"

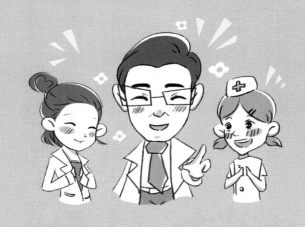

医生，甲状腺彩超结果写的 TI-RADS 4b，是不是就是甲状腺癌啊？是不是一定要手术切除啊？

在脖子动手术好可怕呀！

哭晕在厕所！

不一定哦，最终还是要通过病理诊断才能够确诊哦！

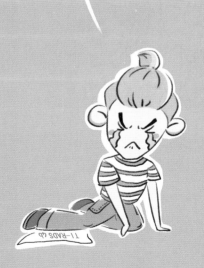
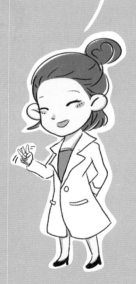

一、病理学检查是诊断甲状腺结节的
"金标准"

虽然超声检查对于甲状腺肿瘤的诊断价值很高，但是只是从影像学层面上根据肿块的长相初步判断是"好人"还是"坏人"，然而"以貌取人"不一定可靠。

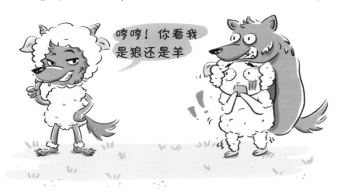

彩超报告3级，病理结果却是癌

彩超报告是4b，病理结果却是良性

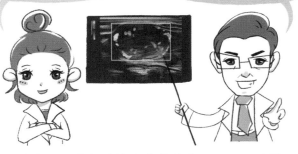

超声检查对操作者的技术依赖性高，对同一结节，不同超声科医生可能会做出不一样的诊断。

甲状腺病理活检的主要方法：

1.超声引导下细针穿刺活检：

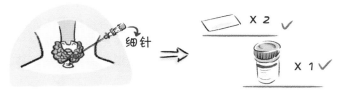

吸出物涂片2张，加或不加液基细胞液1瓶，进行病理细胞学检查。

划重点！！

> 是术前评估甲状腺结节敏感度、特异度最高的方法。具有丰富的循证医学证据。

2.超声引导下粗针穿刺活检：

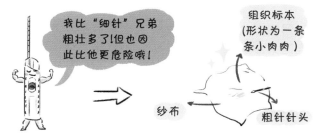

取到组织标本1~3条，进行病理组织学检查。
这个方法不普遍开展，因为出血风险大。

3.手术：

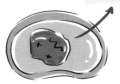

切除肿块，进行病理组织学检查。

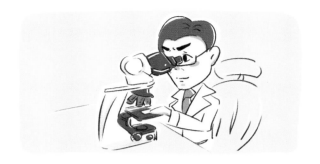

超声引导下细针穿刺活检后，病理科医生将吸取的病变组织的细胞，经HE（苏木精-伊红染色法）染色后，在显微镜下进行细胞形态学诊断。

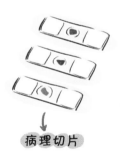

病理切片

超声引导下粗针穿刺活检或手术切除肿块后，病理科医生将病变组织制成病理切片，经过病理学技术处理，在显微镜下观察组织学切片进行诊断，必要时补充进行免疫组化检查帮助诊断。

病理科医生是"医生的医生"，在医院的定位就相当于是"医学法官"，有时候就起到了"一锤定音"的作用。

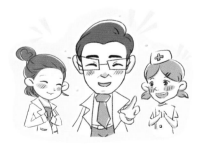

医生，手术前医生说术中送的是病理冰冻检查，准确率有限，这是什么意思？

快速冰冻切片是指将手术切除的病变组织切除1～2小块，通过快速冰冻切片技术将组织制成切片，镜下观察，帮助术中明确组织良恶性，从而确定手术切除方式、切除范围，或是确认肉眼不易辨认的组织等。

冰冻诊断的正确率在90%～95%。

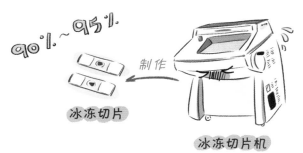

90% ～ 95%

制作

冰冻切片

冰冻切片机

主要原因如下：

1.冰冻报告需要在30分钟内汇报给临床医师，诊断时间有限；2.参与诊断的病理医师少，疑难病例得不到充分讨论；3.取材有限，存在漏诊的可能性。快速冰冻病理检查结果与术后病理不相符，属于现有医疗技术水平难以完全避免的情况。

因此一定要等待术后1周的常规石蜡切片明确最终病理诊断。

二、甲状腺细针吸取病理学检查

彩超提示甲状腺结节 TI-RADS 4b 级，建议做个细针穿刺活检。

啊？细针穿刺？是怎么做的啊？痛吗？

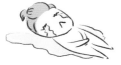

细针穿刺活检，英文缩写叫FNAB，是传统的微创诊断技术，可在术前鉴别甲状腺结节的性质，为甲状腺疾病的个体化精准治疗提供依据，是甲状腺诊治决策的关键。
别害怕，跟着我一起了解接下来的步骤，你就知道没你想象的那么恐怖啦~

击掌！

甲状腺细针穿刺活检的具体步骤：

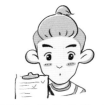

1.医生与患者核对个人信息，核对结节信息；

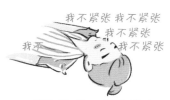

2.仰卧位，躺在检查床上，肩部睡在枕头上，充分暴露颈部，颈部呈过伸位；

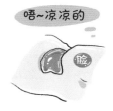

3.颈部常规消毒，铺无菌洞巾；

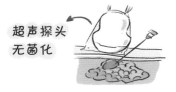

4.超声探头无菌处理，定位结节，选择合适进针点，在超声引导下进针穿刺。

注意：

穿刺点一般是不打麻药的，疼痛的感觉就和平时打针差不多，多可耐受。特别怕痛的患者可以选择术前1小时局部涂抹利多卡因乳膏或者局部注射麻药后进针。

原来没有想象的那么痛哦~那我就放心啦！哈哈！

5. 超声引导穿刺针进入甲状腺结节，医生会在结节内重复提插穿刺针数次完成取材(通常每个结节穿刺2～3次。这个过程中患者一般是有一些局部胀胀的感觉。穿刺时，患者要注意配合医生，平静呼吸，不要说话，尽可能不要吞口水或者咳嗽。必要时，可用手势或举手示意。

6. 穿刺取材完成后，标本立即涂片、固定，涂片2张加或不加液基细胞液1瓶，送病理细胞学检查。

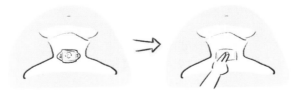

7. 穿刺完毕后，在穿刺点上贴敷料，患者自行适度压迫穿刺点止血20～30分钟，在观察区留置观察20～30分钟，没有出血、呼吸顺畅、颈部无明显肿胀感方可离开。

甲状腺结节超声引导下FNAB适应证

1.直径＞1cm的甲状腺结节，超声检查有恶性征象者应考虑行穿刺活检。

2.直径≤1cm的甲状腺结节，不推荐常规行穿刺活检。但如果存在下述情况之一者，可考虑超声引导下FNAB：

①超声检查提示结节有恶性征象。

②伴颈部淋巴结超声影像异常。

③童年期有颈部放射线照射史或辐射污染接触史。

④有甲状腺癌家族史或甲状腺癌综合征病史。

⑤^{18}F-FDG PET显像阳性。

⑥血请降钙素水平异常升高。

甲状腺结节超声引导下FNAB禁忌证

1.具有出血倾向，出、凝血时间显著延长，凝血酶原活动度明显减低。

2.穿刺针途径可能损伤邻近重要器官。

3.长期服用抗凝药。

4.频繁咳嗽、吞咽等难以配合者。

5.拒绝有创检查者。

6.穿刺部位感染，须处理后方可穿刺。

7.女性行经期为相对禁忌证。

三、甲状腺细针穿刺活检可怕吗

医生，细针穿刺很痛吧？我好怕痛的！

哈哈！穿刺一般是不打麻药的，因为疼痛的感觉就和平时打针差不多。当然，特别怕痛的患者也可以选择术前1小时局部涂抹利多卡因乳膏或者局部注射麻药后进针。

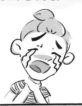
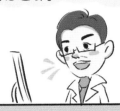

医生，细针穿刺有风险吗？

细针穿刺后出血是最常见的早期并发症，但通过局部压迫就多可以解决。感染、疼痛等都少见。因此细针穿刺是相对安全、并发症少的。

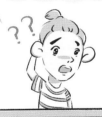
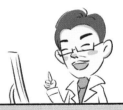

医生，穿刺会"惊动肿瘤细胞"导致肿瘤扩散吧？他们都叫我不要做穿刺啊！

如果规范操作，穿刺造成癌细胞扩散的可能性极低。

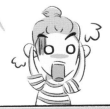
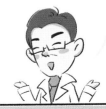

1. 目前甲状腺穿刺用的细针针头细小，为具有同轴针结构的活检专用针，一次性使用，穿刺一次即会抛弃，可以最大限度地避免针道转移。

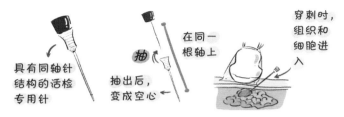

2. 甲状腺癌多较温和，且穿刺检查一旦确诊甲状腺癌，短期内会限期手术治疗。

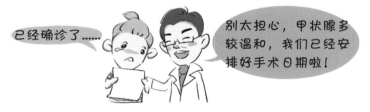

3. 迄今为止，国内外报道的针道转移的发生率极低。

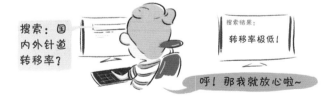

综上所述，甲状腺细针穿刺活检是国际公认的术前评估甲状腺结节敏感度、特异度最高的方法。安全、并发症少、准确性高，帮助鉴别良、恶性，提高了甲状腺癌的检出率，也避免了不必要的手术。

四、甲状腺细针穿刺前的注意事项

医生，我现在正在月经期间，可以做甲状腺细针穿刺吗？

月经期是行细针穿刺的相对禁忌证，月经干净以后再做更安全！

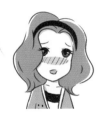

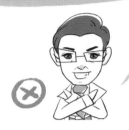

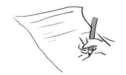

1.穿刺前完善血常规、凝血常规、甲状腺功能三项、甲状腺相关抗体两项、甲状腺及颈部淋巴结彩超检查，穿刺当天带齐以上检查资料及缴费单。

2.按照预约时间提前半小时到达穿刺检查室，术前签署穿刺活检知情同意书。

七分饱就行啦

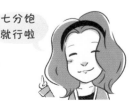

3.穿刺当天可正常进食，注意不要过饱。

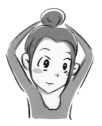

4.当天穿无领或低领的内衣，不要戴项链，并梳理好头发(扎成丸子头或两个麻花辫)。

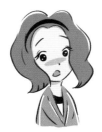

5.女性病人月经期不宜穿刺。

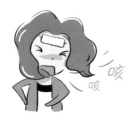

6.急性病患者，如感冒伴发热、咳嗽等暂不宜穿刺。

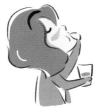

7.服用阿司匹林、氯吡格雷、华法林、潘生丁等抗凝药物期间，不宜穿刺，需进行围手术期准备，完善准备，排除穿刺禁忌证后，可安排穿刺。

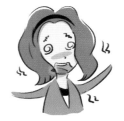

8.精神病、癫痫病发作期患者不宜穿刺。

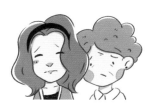

9.最好有家属陪同。

五、甲状腺细针穿刺后的注意事项

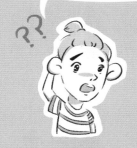

医生，我穿刺完就能回家了吗？

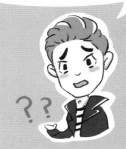

医生，穿刺的结果什么时候出来？在哪里拿啊？

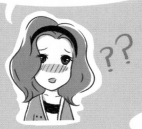

医生，穿刺后要吃止痛药或消炎药吗？

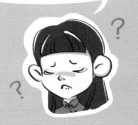

医生，穿刺后吃东西有什么要注意的吗？

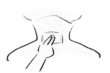

1.穿刺后患者自行按压穿刺点20~30分钟，力度适中，无特殊，方可离开医院。

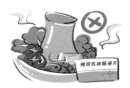

2.穿刺当日勿进食过热的食物；避免进食增加出血风险的饮食、药物。

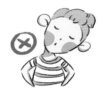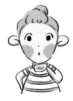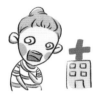

3.禁止颈部剧烈运动，穿刺当日保持穿刺部位清洁、干燥，密切观察穿刺处敷料有无渗血、渗液等；次日揭掉敷料，观察有无皮下血肿发生。穿刺后轻微疼痛属正常现象，一般不用特殊处理，可自行缓解。特别怕痛的，可以口服止痛药对症处理；轻微血肿也不要紧张，采取局部加压止血或进行冷敷，血肿会在1~2天内自行吸收；术后发生严重晕厥、胸闷气促、颈部肿胀、呼吸困难等不适时应及时返回医院就诊。

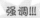

强调!!!

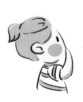

4.穿刺后2~3个工作日，患者携带身份证到病理科取病理报告，挂门诊号复诊，采取相应治疗措施。

病理结果看不懂怎么办？

病理报告大致诊断分成6类，恶性风险程度和推荐的临床处理如下：

诊断分类	恶性风险程度	通常处理
标本无法诊断或不满意	–	重复穿刺
良性	0~3%	临床随访
意义不明确的非典型性病变或意义不明确的滤泡性病变	5~15%	重复穿刺
滤泡性肿瘤或可疑滤泡性肿瘤	15~30%	手术治疗
可疑恶性肿瘤	60~75%	手术治疗
恶性肿瘤	97~99%	手术治疗

甲状腺病变因坏死、囊性变或结节太小等原因导致取材不理想，可能需要再次穿刺或按医嘱定期复查。穿刺细胞学诊断结果可能出现无法判断，或假阴性和假阳性结果，需要和专科医师沟通，根据具体情况采取重复穿刺、直接手术、继续观察或其他处理措施等。

第四章

常见甲状腺疾病到底有哪些种类

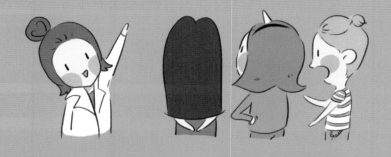

一、甲状腺良性肿瘤

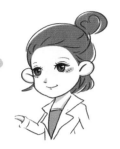

结节性甲状腺肿

甲状腺腺瘤

甲状腺良性肿瘤

甲状舌管囊肿

......

① 甲状腺腺瘤：

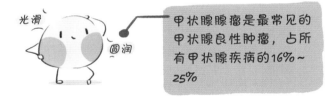

光滑

圆润

甲状腺腺瘤是最常见的甲状腺良性肿瘤，占所有甲状腺疾病的16%~25%

肿瘤多为单发，大小从直径数毫米到3~5cm不等，个别患者甚至可达10cm以上。肿瘤内部有时可见囊性变、纤维化或钙化。

甲状腺腺瘤多数无自觉症状，常在无意中偶然发现颈部肿块。

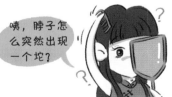

咦，脖子怎么突然出现一个坨？

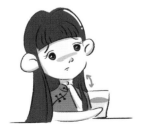

多数为单发，圆形或卵圆形，表面光滑，边界清楚，质地韧实，与周围组织无粘连，无压痛，可随吞咽上下移动。

一旦发生瘤体内出血，肿瘤体积可迅速增大，且伴有疼痛和周围器官压迫症状，如呼吸困难和吞咽不适。

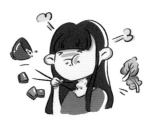

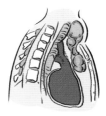

胸骨后的甲状腺腺瘤压迫气管和大血管后可能引起呼吸困难和上腔静脉压迫综合征。

满足手术适应证时才需手术治疗，请参考第五章第三节《甲状腺结节要不要切》。

三、甲状腺结节不要切

②结节性甲状腺肿：

一般也无明显症状。重度肿大的甲状腺肿可引起压迫症状，出现咳嗽、气促、吞咽困难、声音嘶哑。

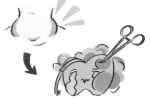

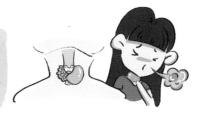

胸骨后甲状腺肿可使头部、颈部和上肢静脉回流受阻。甲状腺肿明显、有压迫症状者应积极采取手术治疗。

③甲状舌骨囊肿:

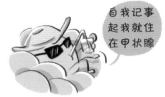

自我记事
起我就住
在甲状腺

胚胎早期甲状腺发育过程中的甲状舌骨退化不全、不消失而在颈部遗留形成的先天性囊肿。

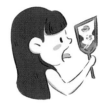

囊肿多呈圆形，生长缓慢，多无自觉症状，以偶然发现多见。囊肿质软，边界清楚，与表面皮肤和周围组织无粘连，可随伸舌运动上下移动。

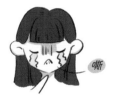

部分容易继发感染，可出现疼痛，吞咽时尤甚。手术切除是治疗的主要方法。

甲状腺囊性肿块患者:

有牛、羊、犬
密切接触史

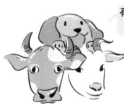

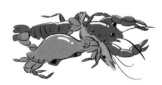

长期生活西北地区以及内蒙古牧区

喜食生蟹、生虾或生蝲蛄

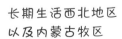

除了考虑常见的甲状腺疾病外，还应想到甲状腺寄生虫病可能，如甲状腺细粒棘球绦虫病、甲状腺并殖吸虫病。

二、甲状腺炎

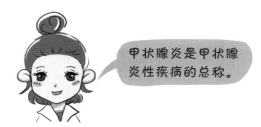

甲状腺炎是甲状腺炎性疾病的总称。

病人可以表现甲状腺功能正常、一过性甲状腺功能亢进或甲状腺功能减退，有时在病程中3种功能异常均可发生，部分病人最终发展为永久性甲减。

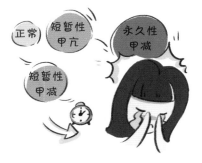

正常　短暂性甲亢　永久性甲减　短暂性甲减

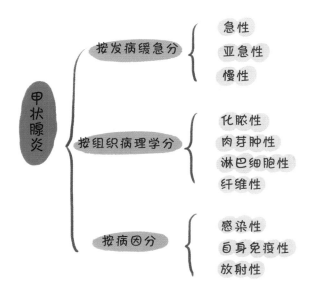

甲状腺炎

按发病缓急分
- 急性
- 亚急性
- 慢性

按组织病理学分
- 化脓性
- 肉芽肿性
- 淋巴细胞性
- 纤维性

按病因分
- 感染性
- 自身免疫性
- 放射性

亚急性甲状腺炎特点:

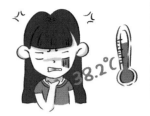

常在病毒感染1~3周后发病、可有发热等全身症状,甲状腺疼痛、肿大且质硬,转颈、吞咽时疼痛可加重,放射至耳、咽喉、下颌角、颊、枕、胸背部等处。

实验室检查特点:
血沉(ESR)、C反应蛋白(CRP)显著升高,血清甲状腺激素浓度升高与甲状腺摄碘率降低的双向分离现象。

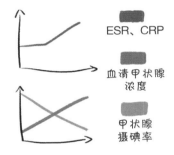

ESR、CRP

血清甲状腺浓度

甲状腺摄碘率

慢性淋巴细胞性甲状腺炎特点:

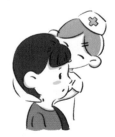

一种自身免疫性疾病。多数患者没有症状,体检时发现甲状腺肿大,也可表现为颈部进行性增粗或伴有颈部肿胀或咽部不适感,有时有颈部压迫感。很少引起疼痛。

实验室检查特点:
血清甲状腺过氧化物酶抗体(TPOAb)和抗甲状腺球蛋白抗体(TgAb)升高。

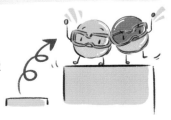

无痛性甲状腺炎特点：

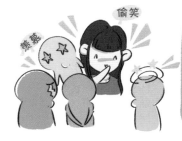

以甲状腺功能亢进为主要表现，但无突眼及胫前黏液性水肿等体征。甲状腺可肿大，但无疼痛及触痛。大多数患者并不需要特殊治疗。

产后甲状腺炎特点：

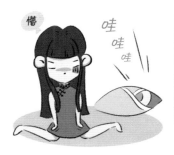

产前无甲状腺功能异常病史，排除产后Graves病（格雷夫斯病，毒性弥漫性甲状腺肿），产后1年之内发生甲状腺功能异常。可以表现为经历一过性甲状腺功能亢进期、甲减期和恢复期，或者仅表现为甲状腺功能亢进或甲状腺功能减退。

对已知TPOAb阳性的妇女，产后3~6个月要监测血清甲状腺激素和血清促甲状腺激素。

血清甲状腺激素
状腺激素

各种甲状腺炎有不同的病因、临床表现及治疗方法，应找内分泌科医生进行诊治。

内分泌科
←

三、甲状腺功能亢进症

甲状腺就像是一个工厂，它生产的产品叫"甲状腺激素"。

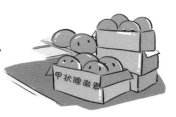

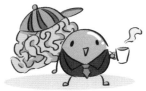

顶头上司是来自于大脑生产的"促甲状腺激素（TSH）"。

如果甲状腺激素产能过剩，顶头上司就要休息下，降低产能，TSH就下降了，这就是"甲亢"。

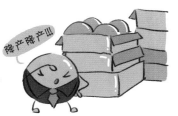

由于甲状腺腺体本身功能亢进，合成和分泌甲状腺激素增加，引起以神经、循环、消化等系统兴奋性增高和代谢亢进为主要表现的一组临床综合征称为甲状腺功能亢进症，简称甲亢。

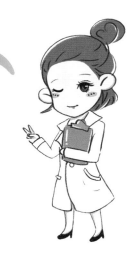

格雷夫斯（Graves）病

最为常见，占所有甲亢的85%左右

多结节性甲状腺肿伴甲亢
（毒性多结节性甲状腺肿）

引起甲亢的病因

甲状腺自主性高功能腺瘤

碘甲亢

垂体性甲亢

hCG相关性甲亢——人绒毛膜促性腺激素相关性甲亢

临床表现：

易激动

烦躁失眠

心悸

乏力

怕热

多汗

消瘦

食欲亢进

女性月经稀少

这一天天来得也太勤了吧！

大便次数增多或腹泻

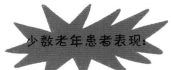
少数老年患者表现：

"淡漠型甲亢"

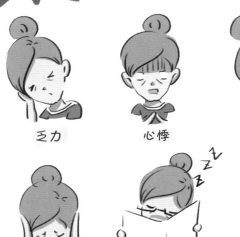

乏力　　　　心悸　　　　厌食

抑郁　　　　嗜睡　　　　体重明显减少

记忆口诀：
甲亢症，很特殊，眼睛大，脖子粗。
烦热多汗夜失眠，情绪波动手震颤。
脉搏增快心里慌，高压高来低压降。
食欲亢进体重减，停经脱发常出现。

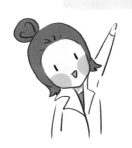
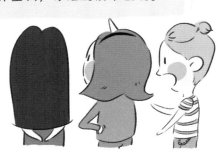

治疗：

① 一般治疗：

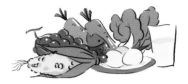

注意休息，补充足够热量和营养，如糖、蛋白质和B族维生素。

② 抗甲状腺药物：

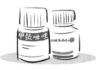

主要药物有甲巯咪唑、丙硫氧嘧啶。可以保留甲状腺产生激素的功能，但是疗程长、治愈率低，复发率高。

③ 碘-131治疗：

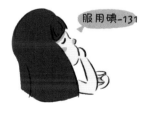

服用碘-131

疗程短、治愈率高、复发率低，甲状腺功能减退的发生率显著增高。

④ 手术治疗：

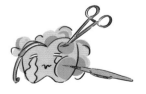

疗程短、治愈率高、复发率低，甲状腺功能减退的发生率显著增高，有甲状旁腺功能减退、喉返神经损伤等手术并发症发生的风险。

四、甲状腺功能减退症

我最近记性变差，老设精神，总想睡觉，丢三落四，是不是患了"老年痴呆症"。

查查甲状腺功能吧，甲状腺功能减退症也可出现这些症状。

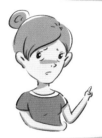
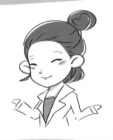

甲状腺功能减退症是由于甲状腺激素合成和分泌减少或组织利用不足导致的全身代谢综合征。

甲状腺就像是一个工厂，它生产的产品叫"甲状腺激素"，顶头上司是来自于大脑生产的"促甲状腺激素（TSH）"。

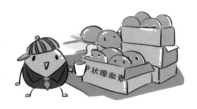

加速干活!!!

嘟嘟嘟

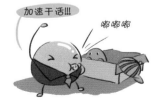

当甲状腺激素供不应求时，上司TSH就要加大马力干活，TSH升高，这就是"甲减"。

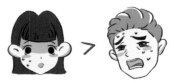

临床甲减的患病率为1%左右，女性较男性多见

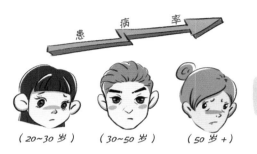

患 病 率

（20~30岁）　（30~50岁）　（50岁+）

随年龄增加患病率上升

病情轻的早期病人可以没有特异症状

典型病人症状：

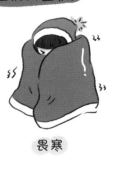

畏寒

乏力

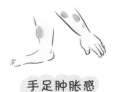

手足肿胀感

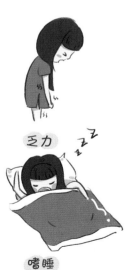

嗜睡

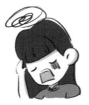

记忆力减退

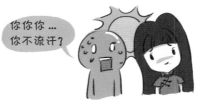

少汗

关节疼痛

体重增加

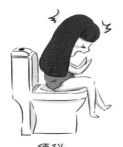

便秘

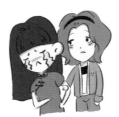

女性月经紊乱或者
月经过多、不孕

累及心脏可以出现心包积液和
心力衰竭。重症病人可以发生
黏液性水肿昏迷

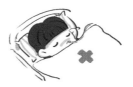

左甲状腺素钠片是治疗甲状腺功
能减退症的主要替代治疗药物

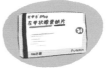

大部分情况下需要终身替代，是否需要终身替代取决于引
起甲状腺功能减退的病因。治疗的剂量取决于患者的病情、
年龄、体重和个体差异。

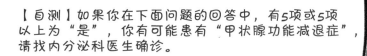

【自测】如果你在下面问题的回答中，有5项或5项以上为"是"，你有可能患有"甲状腺功能减退症"，请找内分泌科医生确诊。

1.我感到疲乏，常常犯困，体力和精力不足　☐

2.我的大脑思维迟钝，注意力很难集中，记忆力下降　☐

3.体重增加了　☐

4.皮肤变得干燥，指甲变得很脆、灰白易折断　☐

5.常常觉得冷（即使其他人觉得很舒服的时候也是如此）　☐

6.情绪低落、抑郁　☐

7.代谢慢了，有时还会便秘　☐

8.肌肉和骨骼僵硬疼痛，手感到麻木　☐

9.血压增高或心跳变慢了　☐

10.胆固醇水平增高了　☐

五、甲状腺癌

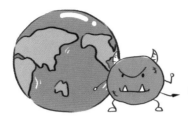

甲状腺癌是头颈部最为常见的恶性肿瘤。近年来，全球范围内甲状腺癌的发病率增长迅速。

据全国肿瘤登记中心的数据显示，我国城市地区女性甲状腺癌发病率位居女性所有恶性肿瘤的第4位。我国甲状腺癌以每年20%的速度持续增长。

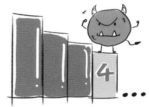

最为常见，占全部甲状腺癌的85%～90%

甲状腺癌 {
甲状腺乳头状癌（PTC）
甲状腺滤泡癌（FTC） } 分化型甲状腺癌（DTC）
甲状腺髓样癌（MTC）
甲状腺未分化癌（ATC）

强调强调!!!
大多数甲状腺结节患者没有临床症状，通常在体检时通过甲状腺触诊和超声检查而发现甲状腺肿块。

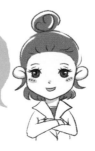

合并甲状腺功能异常时可出现相应的临床表现，如甲状腺功能亢进症或甲状腺功能减退症。

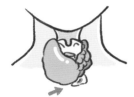

晚期局部肿块疼痛，可出现压迫症状，常可压迫气管、食管，使气管、食管移位。

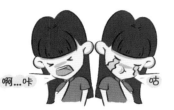

肿瘤局部侵犯严重时可出现声音嘶哑、吞咽困难等。

啊...咔　咔

甲状腺髓样癌还可引起腹泻、心悸、面色潮红等症状。

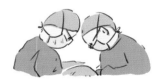

分化型甲状腺癌的治疗以外科治疗为主。

辅以术后内分泌治疗　　碘-131治疗　

某些情况下需辅以：

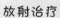放射治疗　　靶向治疗　

总体来说生物行为温和（有人称之为"懒癌"），预后较好。

甲状腺髓样癌以外科治疗为主，晚期需辅以靶向治疗、放射治疗。

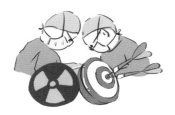

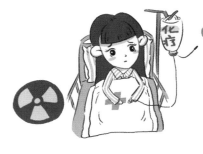

甲状腺未分化癌少数患者有手术机会，部分患者行放疗、化疗可能有一定效果，但总体来说预后很差、生存时间短。

肿瘤治疗的个体化很重要，每一个患者病情、诉求不同，临床诊治有一定灵活性。

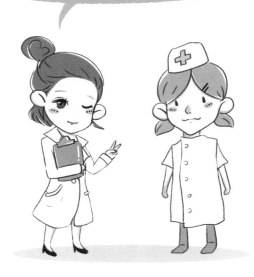

六、甲状腺其他恶性肿瘤

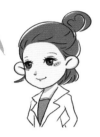

甲状腺其他恶性肿瘤较为少见，如原发性甲状腺恶性淋巴瘤、甲状腺转移癌。

原发性甲状腺恶性淋巴瘤：

也称为"甲状腺淋巴瘤"

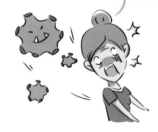

我们的内心是崩溃的！

指原发性甲状腺内淋巴组织的恶性肿瘤，年发病率为2/100万，约占所有甲状腺恶性肿瘤的0.6%~5.0%。好发于50~80岁的女性。

甲状腺淋巴瘤典型的临床表现：

短期内迅速增大的甲状腺肿块，可伴有声音嘶哑和呼吸困难。

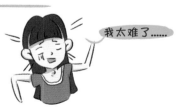

我太难了……

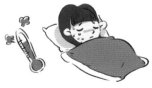

少数患者可有发热、盗汗和体重减轻等恶性淋巴瘤的症状。

多数患者甲状腺功能正常，约有10%的患者有甲状腺功能减低。50%的患者有慢性淋巴细胞性甲状腺炎病史。

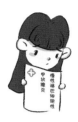

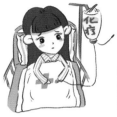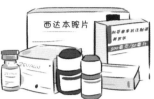

手术治疗对甲状腺淋巴瘤的获益有限。化疗和放疗、联合分子靶向治疗和放射免疫疗法可有效控制病情。

甲状腺转移癌：

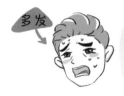

占所有甲状腺恶性肿瘤的1.4%～10%。男性多发

有恶性肿瘤既往史的患者发现甲状腺肿物，特别是对于具有高转移倾向的食管癌、肾癌、肺癌、乳腺癌等，应警惕甲状腺转移癌的可能性。

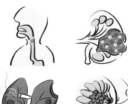

甲状腺转移癌的治疗应根据原发肿瘤的部位、临床分期、组织学类型、患者全身状况及转移情况制定个体化治疗方案。

七、甲状旁腺疾病

病例一：

➕ **湖南省人民医院门诊病历**

姓名：陶XX　　性别：女　　年龄：56岁

主诉：四肢关节疼痛5年

现病史：5年前出现四肢关节疼痛，外院诊断考虑"骨质疏松"，补钙治疗后疼痛未改善……

既往史：右腿骨折史、两次肾结石手术史

检验结果：甲状旁腺激素升高，血钙升高

诊断：原发性甲状旁腺功能亢进

病例二：

➕ **湖南省人民医院门诊病历**

姓名：李XX　　性别：男　　年龄：46岁

主诉：骨骼、肌肉疼痛及皮肤瘙痒2年

现病史：尿毒症10年，规律血液透析治疗8年，近2年感到骨骼、肌肉疼痛及皮肤瘙痒，人变矮10cm……

检验结果：甲状旁腺激素升高

诊断：继发性甲状旁腺功能亢进

　　　建议手术治疗

甲状旁腺是人体最小的器官。

正常甲状旁腺大小为（5~7）mm×（3~4）mm×（1~2）mm，如"黄豆"大小。

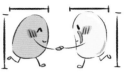

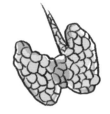

多数甲状旁腺紧附于甲状腺左、右两叶背面。甲状旁腺的数目因人而异，可为2~11枚，多数人为4枚。甲状旁腺是与钙、磷代谢密切相关的内分泌器官。

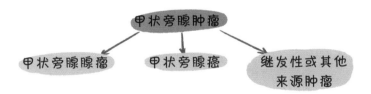

甲状旁腺肿瘤

甲状旁腺腺瘤　　甲状旁腺癌　　继发性或其他来源肿瘤

部分甲状旁腺肿瘤可导致甲状旁腺功能亢进。出现如下症状：

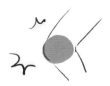

①严重骨痛、骨质疏松、骨骼畸形、关节周围病变及病理性骨折等。

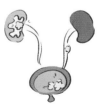

②泌尿系反复结石。

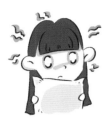
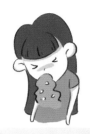

③失眠、抑郁、焦虑、精力不集中、记忆力下降等。

④口干、厌食、恶心、腹胀、长期便秘、消化道溃疡等。

⑤皮肤瘙痒、营养不良等。

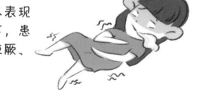

甲状旁腺疾病早期没有任何症状，晚期又非常痛苦，一般都需要靠化验检查才被发现。满足手术适应症，无明显手术禁忌证者，均应积极早期行手术治疗。

甲状旁腺疾病也可以表现为甲状旁腺功能低下，患者会有手足抽搐、惊厥、癫痫样发作等症状。

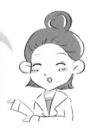

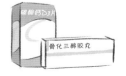

需要应用钙剂和维生素D等（如含维生素D的钙片、活性维生素D骨化三醇等）治疗。

对于健康人来说，一旦体检发现血钙升高或 B 超发现肾结石，都应该及时检查甲状旁腺激素。难治的骨质疏松和反复肾结石患者，一定要检查甲状旁腺激素。对于慢性肾脏病患者来说，要定期检查血钙、血磷和甲状旁腺激素，发现异常及时处理。

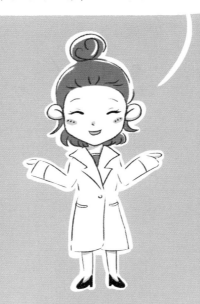

第五章

体检发现甲状腺结节，应该怎么办

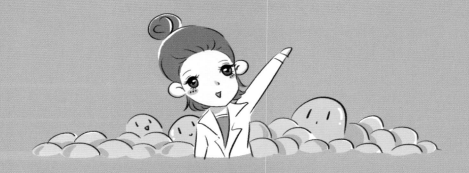

一、甲状腺结节很常见

甲状腺结节又被不同的人称为……

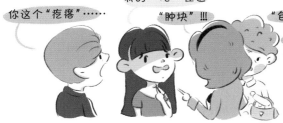

甲状腺结节大多是无意中或是体检时发现的。

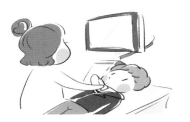

我真的有甲状腺结节吗？

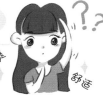

可以是单发的，也可以是多发的。结节往往看不见、摸不着、不痛不痒，没有明显不舒服的感觉。

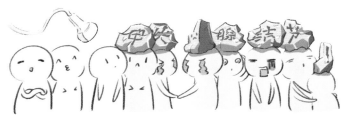

为什么说甲状腺结节很常见呢？因为体检时经高分辨率B超检查发现甲状腺结节的患病率为20%~76%。也就是说，每10个人中可能就有7个人有甲状腺结节。所以，发现自己有甲状腺结节，大可不必过分担心。

1.结节与肿瘤相距甚远

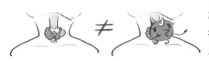

许多人误以为结节的概念几乎与恶性肿瘤等同，其实这种观点并不正确。

甲状腺结节中绝大多数还是良性的，大约占到85%~95%。

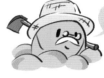

俺可是老实本分的良民！

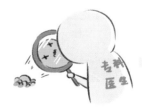

发现甲状腺结节并不急于"一刀切"，最关键的问题还是请专科医生判断结节的良、恶性。

良性结节如果没有压迫症状，没必要苛求让结节消失，最重要的是定期复查，每6~12个月复查1次，及时了解结节的变化情况。

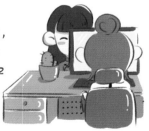

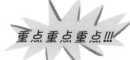

重点重点重点!!!

每次复查彩超发现结节大小在3mm左右的偏差是正常的，因为超声检查的医生不同，操作手法会有不同，探头截取的切面也会有不同。

2.甲状腺结节有什么症状?

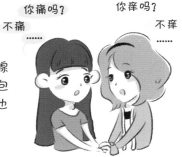

临床上绝大部分甲状腺
结节是没有症状的,包
括甲状腺癌,大部分也
不会表现有症状。

当然,也有一些比较严重的,或者位置特殊的结节
会有症状。比如:

有的人突然发现脖子上
有一个包块出来了,肿
块压迫气管引起呼吸不
顺畅。

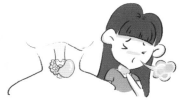

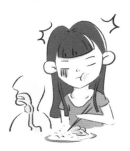

或者压迫食道,
导致吞咽困难。

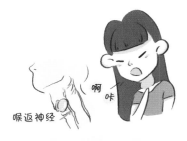

或者压迫或侵犯神经,
引起声音嘶哑等。

甲状腺结节还可以合并甲亢或甲减,患者也会有相应
的不适症状。

3.甲状腺结节会不会癌变呢？

概率高：

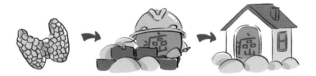

概率低：

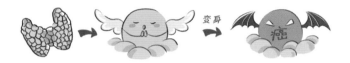

甲状腺结节有癌变的可能，但是概率很小。甲状腺癌更倾向于从正常甲状腺直接发展而来，而不是先变成良性结节，再进一步演变成甲状腺癌。

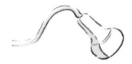

在确诊良性结节之后，不需要过分担心其演变成甲状腺癌，只要定期随访观察即可。

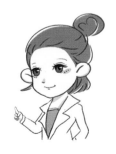

因此，发现甲状腺结节最重要的是评估良、恶性。良性结节也有癌变可能，要定期复查。大家对待甲状腺结节的态度要理性，既要重视又不能过分紧张。

二、如何分辨甲状腺结节的良、恶性

随着甲状腺彩超检查在体检中的普及，越来越多的人被查出患有甲状腺结节。那么拿着体检报告单，怎么初步判断甲状腺结节的良、恶性呢？

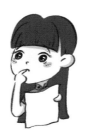

1.当甲状腺结节伴有下列情况时，需警惕恶性的可能：

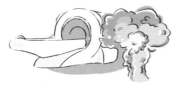

①童年期有头颈部放射线照射史或放射性尘埃接触史。

②因其他疾病有全身放射治疗史。

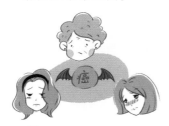

③有甲状腺癌相关疾病的既往史或家族史。

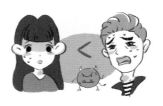

④男性有结节恶性的可能性更大。

⑤结节生长迅速，快速增大。

107

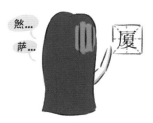

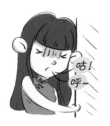

⑥在排除声带炎症、息肉等病变的情况下，伴有持续性声音嘶哑、发声困难。

⑦伴吞咽困难或呼吸困难。

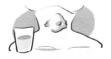

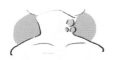

⑧结节摸上去形态不规整、表面不光滑、质地坚硬，不随吞咽上下活动。

⑨伴有质硬的颈部肿大淋巴结。

2.甲状腺彩超有以下征象提示甲状腺癌的可能性大：

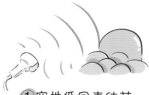

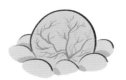

①实性低回声结节。

②抽血查甲状腺功能提示TSH正常的情况下，结节内血供丰富。

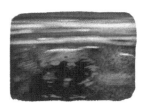

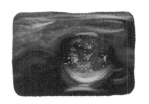

③结节形态和边缘
不规则、晕圈缺如。

④微小钙化、针尖
样弥散分布或簇状
分布的钙化。

⑤同时伴有颈部淋巴结超声影像异常，如：

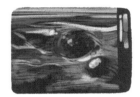

淋巴结呈圆形

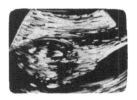

内部出现钙化

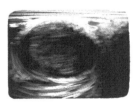

淋巴结皮髓质分界不清

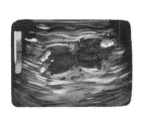

淋巴门消失

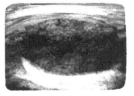

淋巴结囊性变

以及内部回声不均、
边界不规则或模糊等

一旦发现甲状腺结节，大家不必惊慌失措，一定要到正规医院的甲状腺外科或乳腺甲状腺外科或内分泌科就诊。医生通过询问病史、实验室及影像学检查，结合甲状腺细针穿刺等综合手段，将做出正确诊断，制定具体的治疗方案。

超声医生会综合一系列征象，给出甲状腺结节的TI-RADS分级，如果是4b、4c或5级就是提示恶性的可能性大。

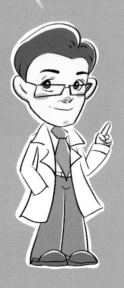
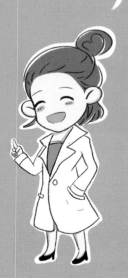

三、甲状腺结节要不要切

医生，我很怕甲状腺结节会癌变，可以做手术切掉吗？

医生，我有好几个朋友都有甲状腺结节，为什么他们不需要手术，我需要手术呢？

甲状腺结节是手术切除还是观察，首要的问题还是鉴别良、恶性的问题。

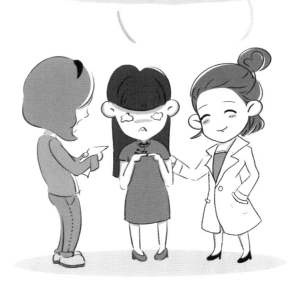

恶性肿瘤需要手术切除自不必多说，大家可以参考一下本书第十一章中的《"懒癌"可以不管吗？》《甲状腺癌不用开刀就能治好吗？》。

那么，对于良性甲状腺结节呢？绝大多数良性结节对人体并无影响，没必要恐慌，盲目切除良性结节反而可能出现甲状腺功能减退，局部遗留瘢痕影响美观，损伤周围神经、甲状旁腺等出现声音嘶哑、失声、饮水呛咳、手足麻木或抽搐等。毕竟"无手术才能无损伤"。

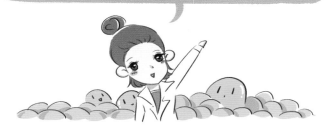

良性甲状腺结节达到以下几个指征需要手术治疗：

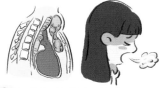

①出现与结节相关的局部压迫症状，如呼吸困难、声音嘶哑或吞咽困难。

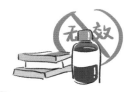

②合并甲状腺功能亢进，内科治疗无效者，如中重度甲亢，长期服药无效，或停药复发，或不能坚持服药者。

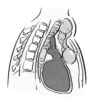

③肿块向下朝胸骨后生长延伸，位于胸骨后或纵隔内。

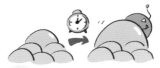

④结节进行性生长，临床考虑有恶变倾向或合并甲状腺癌高危因素。

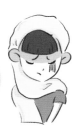

有些患者因为颈部肿块较大突出，影响外观或思想顾虑过重影响正常生活而强烈要求手术的，可以作为手术的相对适应证。

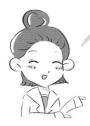

这种情况下，建议患者和医生充分沟通，了解手术治疗的利弊，相信绝大部分患者不会主动选择手术治疗，毕竟大家对手术的恐惧是天生的。

对于甲状腺良性结节，完全内镜下手术具有突出的美容效果，技术上也日趋成熟，但并不属于微创，更接近美容手术范畴，和传统手术比较，各有利弊。

腔镜甲状腺手术最常见的三种入路：

胸前入路

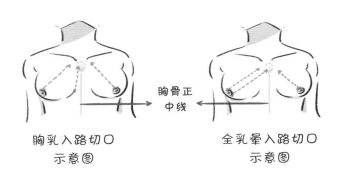

胸骨正中线

胸乳入路切口
示意图

全乳晕入路切口
示意图

口腔前庭入路

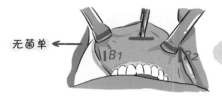

无菌单 → A、B1、B2 为切口

腋窝入路

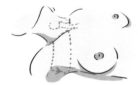

手术的原则是"治病第一，功能保护第二，美容第三"，如何在三者之间达到平衡，一直是全腔镜甲状腺手术技术发展的热点与难点，也是全腔镜甲状腺手术技术能否持续发展的关键。

选择内镜手术的重要前提必须是患者确实有美容要求

综上所述，对于甲状腺结节切还是不切，首先是要做好良、恶性的评估，对于良性结节，绝大多数建议每6～12个月复查1次，及时了解结节的变化情况。有手术指征才需要手术治疗。

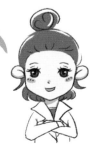

四、良性甲状腺结节的非手术治疗

良性甲状腺结节的处理大多依赖于非手术治疗。那么非手术治疗有哪些方法呢?

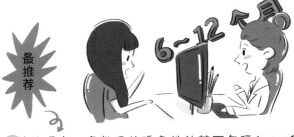

最推荐

1.随访观察：多数甲状腺良性结节可每隔6～12个月进行随访，随访时需要进行病史采集、体格检查和甲状腺及颈部淋巴结彩超检查，必要时考虑甲状腺细针穿刺活检术。

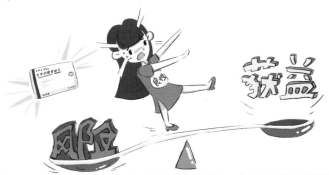

2.目前并无药物可以消除甲状腺结节。有些良性结节患者可从口服左甲状腺素钠片TSH抑制治疗中获益，使病灶缩小或防止进一步增大，但是有引起心律失常和骨质疏松的风险，对大部分良性结节患者，其风险大于获益。

3.放射性碘治疗：

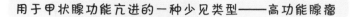

用于甲状腺功能亢进的一种少见类型——高功能腺瘤

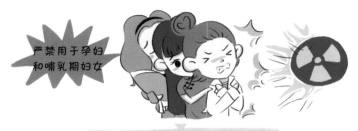

严禁用于孕妇和哺乳期妇女

主要副作用是甲状腺功能减退

4.消融治疗：

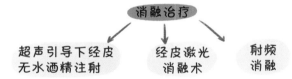

消融治疗

超声引导下经皮无水酒精注射　　经皮激光消融术　　射频消融

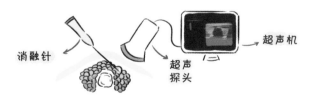

消融针　　超声探头　　超声机

射频消融该技术是在局麻下，超声引导下将消融电极针插入甲状腺结节后，通过高温加热作用引起病灶组织发生凝固性坏死，最后坏死组织被机体吸收，从而达到局部灭活病灶的目的。

国内专家共识指出甲状腺良性结节消融治疗的适应证如下，且需同时满足①~③，并满足第④条之一者：

①超声提示良性，细针穿刺活检细胞学病理FNA-Bethesda报告系统报告为Ⅱ类，或术前组织学活检病理证实为良性结节；

②患者无儿童期放射治疗史；

③患者充分知情情况下要求微创介入治疗，或拒绝外科手术及临床观察；

④同时需满足以下条件之一：a.自主功能性结节引起甲亢症状的；b.患者存在与结节明显相关的自觉症状（如异物感、颈部不适或疼痛等），或影响美观，要求治疗的；c.手术后残余复发结节，或结节体积明显增大。

符合下列任意一条即为手术禁忌证：

①巨大胸骨后甲状腺肿或大部分甲状腺结节位于胸骨后方；

②甲状腺结节内存在粗大钙化灶；

③病灶对侧声带功能不正常；

④严重凝血机制障碍；

⑤严重心肺疾病。

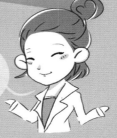

多数良性甲状腺结节可定期随访，不需要手术干预，也不建议常规使用非手术治疗方法治疗良性甲状腺结节，包括TSH抑制治疗、放射性碘治疗、消融治疗。

五、儿童及青少年甲状腺结节该如何处理

儿童及青少年甲状腺结节患者指的是年龄≤18岁的患者

儿童及青少年甲状腺结节比成人少见，但是恶性风险高，与成人相比，儿童及青少年甲状腺结节中约有22%~26%为恶性。

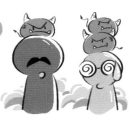

那么哪些是儿童及青少年甲状腺结节的高危因素呢？

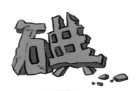

碘缺乏

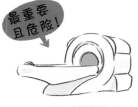

最重要且危险！

放射暴露史

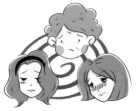

甲状腺疾病家族史

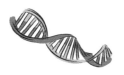

一些遗传综合征

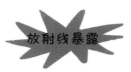
放射线暴露

儿童及青少年……

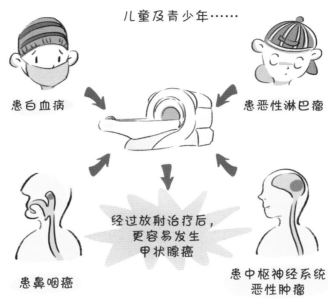

患白血病

患恶性淋巴瘤

经过放射治疗后，更容易发生甲状腺癌

患鼻咽癌

患中枢神经系统恶性肿瘤

儿童及青少年甲状腺结节的诊断和成人类似，包括……

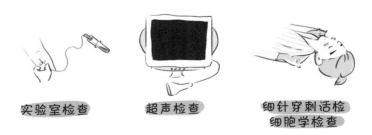

实验室检查

超声检查

细针穿刺活检细胞学检查

临床甲状腺结节评估的重点也是鉴别良、恶性儿童及青少年良性甲状腺结节多数选择随访观察，不建议使用除此之外的其他非手术方法治疗。

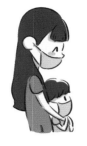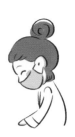

儿童及青少年良性甲状腺结节需考虑手术治疗的指征和成人相似，见第五章第三节的《甲状腺结节要不要切》。

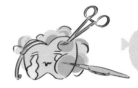

儿童及青少年甲状腺恶性和可疑恶性结节主要是手术治疗

甲状腺乳头状癌 —— 最多见 —— 占90%以上

甲状腺滤泡癌 —— 不常见

甲状腺未分化癌 —— 非常罕见

甲状腺髓样癌 —— 非常罕见 —— 大部分儿童及青少年的甲状腺髓样癌为家族遗传性，为RET基因突变所致。治疗方法基本同成人甲状腺癌

分化型甲状腺癌 —— 患者双侧病变及多中心病变的发生率高，手术推荐全甲状腺切除术

儿童及青少年分化型甲状腺癌术后是否常规行^{131}I治疗存在一定争议，获益与急慢性风险并存，所以应严格把握是否行^{131}I治疗。

虽然儿童及青少年最常见的甲状腺乳头状癌更易发生腺外侵犯、淋巴结转移及肺转移，但与成人相比，经过正规手术及合理治疗后，儿童及青少年仍有较好的预后，长期生存率高，死亡率低，但复发更频繁，约为30%，故应加强定期复查随访。

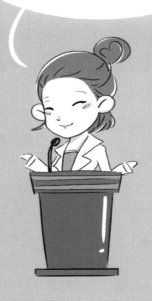

六、妊娠期妇女甲状腺结节该如何处理

妊娠期妇女有甲状腺结节的患病率在3%~21%之间不等，并随着妊娠次数的增加而增加

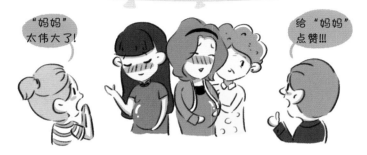

"妈妈"太伟大了！

给"妈妈"点赞!!!

近年来，甲状腺癌在女性妊娠期恶性肿瘤发病谱上已位居第二至第四位。

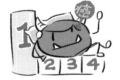

由于妊娠的特殊性，对于妊娠期患者应在正确诊断基础上保证胎儿和妈妈的安全

诊断以超声检查为主

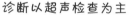

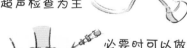

必要时可以做甲状腺细针穿刺（FNA）检查

而CT检查及胸片应慎用

慎用！

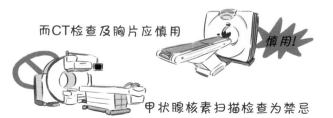

甲状腺核素扫描检查为禁忌

妊娠期妇女良性甲状腺结节多数选择随访观察

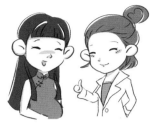

不需要手术治疗	生长不明显、结节FNA病理为良性或不确定良恶性
考虑手术治疗	①良性结节压迫气管或食管时 ②FNA证实结节是良性但是生长迅速或超声显示可疑恶性病变者

妊娠期分化型甲状腺癌手术治疗仍是**首选方法**

妊娠期间发现甲状腺癌就终止妊娠是不必要的

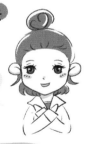

妊娠早期

（怀孕13周末以前）和妊娠中期（怀孕14周~27周末）发现的甲状腺癌可在妊娠中期手术治疗

妊娠晚期

（怀孕第28周起至以后）发现的甲状腺癌可待产后手术

但是如肿瘤生长缓慢后相对稳定，且病期较低，也可考虑适当口服左甲状腺素钠片抑制治疗。

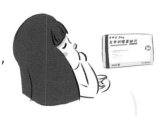

治疗目标是控制血清TSH在0.3～2.0mIU/L

每3个月复查甲状腺及颈部淋巴结彩超

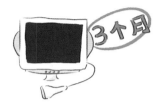

至产后再行手术治疗，因为出于对妈妈和胎儿的安全着想，产后手术可能更有益。

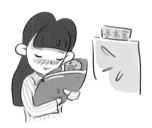

但若考虑肿瘤为甲状腺髓样癌或未分化癌，则不建议延期手术

对于妊娠后行手术治疗的患者，如需行放射性碘治疗，就应注意与婴幼儿的隔离保护

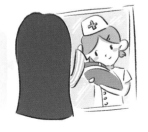

经过手术治疗的分化型甲状腺癌患者也是可以怀孕生育的。一旦确定妊娠，就应评估甲状腺功能。定期检测血清TSH，每2~4周一次，直至妊娠20周。TSH稳定后可每4~6周检测一次。

妊娠期发现分化型甲状腺癌后，如果选择了在产后再进行手术治疗，在术前严密随访和临床观察是不可或缺的。

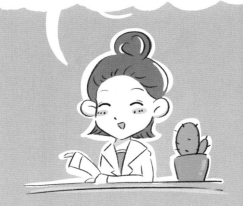

第六章

健康备孕，你查甲状腺了吗

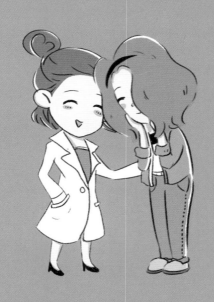

一、备孕为什么要查甲状腺

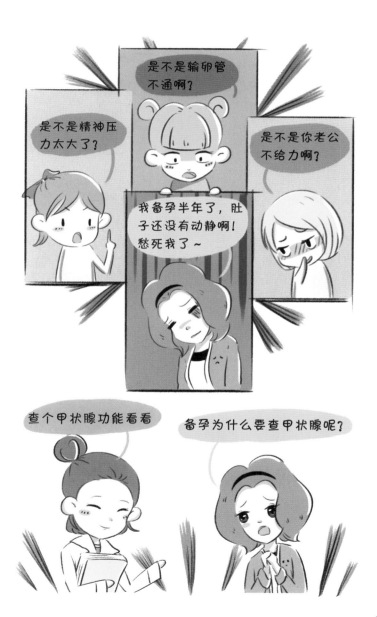

1.甲状腺疾病是我国育龄妇女的常见病、多发病之一

中华医学会内分泌学分会完成的《中国十城市甲状腺疾病和碘营养状况调查》显示……

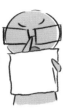

4438例育龄妇女的XX患病率为……

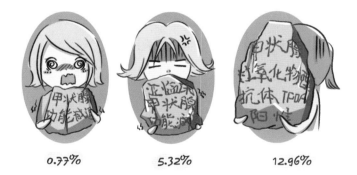

0.77%　　　　5.32%　　　　12.96%

我国妊娠前半期妇女筛查的XX患病率为……

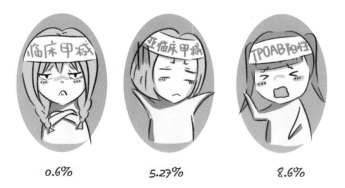

0.6%　　　　5.27%　　　　8.6%

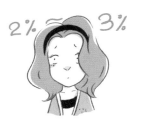

妊娠一过性甲状腺功能亢进症在妊娠妇女的发生率为2%~3%

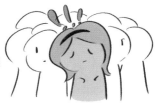

意味着，每10位准妈妈就可能有1个受到甲状腺疾病的侵扰。

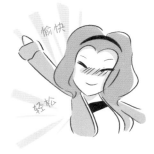

但是这些疾病起病往往比较隐匿，或者早期症状比较轻，有些人甚至没有任何身体不适。

如果备孕期间不查甲状腺，绝大多数育龄妇女压根儿没发现自己得病，延误了治疗，不经意间"偷走"孕妇及宝宝的健康与智力。

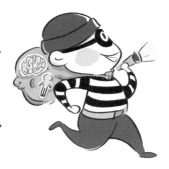

2.甲状腺功能异常的危害不容忽视

①可导致不孕：

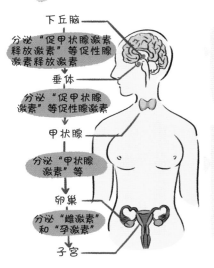

下丘脑

分泌"促甲状腺激素释放激素"等促性腺激素释放激素

垂体

分泌"促甲状腺激素"等促性腺激素

甲状腺

分泌"甲状腺激素"等

卵巢

分泌"雌激素"和"孕激素"

子宫

正常的月经周期是确保怀孕的基础，适量的甲状腺激素有助于维持女性性腺轴的功能稳定

但如果甲状腺功能减退或者甲状腺功能亢进，都可以通过多种途径影响到女性的生育功能，影响正常排卵，大大降低受孕率，出现不孕现象

②诱发流产、早产、死胎等：

多项研究表明······

妊娠期临床甲减增加的风险：

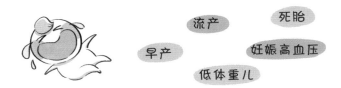

流产　　死胎

早产　　妊娠高血压

低体重儿

妊娠期亚临床甲减孕妇流产的发生风险也显著增高

甲状腺自身抗体阳性的患者流产风险增加 1-3 倍，并可以导致发生反复性自然流产，且导致接受辅助生殖技术治疗的流产风险也显著增加。

妊娠期间甲状腺功能亢进控制不良也与以下有关：

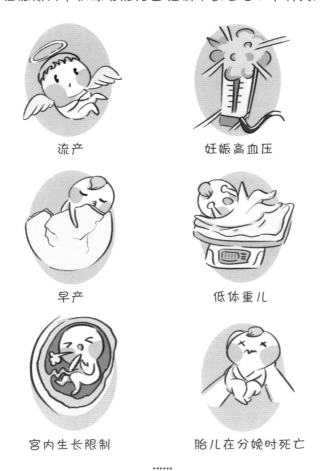

流产   妊娠高血压

早产   低体重儿

宫内生长限制   胎儿在分娩时死亡

......

③导致出生宝宝的智力下降等：

正常水平的甲状腺激素对宝宝智力发育至关重要

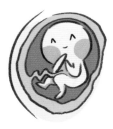

甲状腺激素在整个妊娠期间都是必需的。妊娠早期胎儿脑发育所需要的甲状腺激素完全依赖母体供应。

妊娠期临床甲减、妊娠期亚临床甲减、甲状腺自身抗体阳性可以导致出生的宝宝出现以下症状：

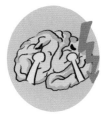

智商降低

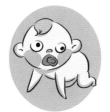

运动、语言和注意力发育迟缓

有的甚至表现为以长期智力低下、长不高、聋哑症以及动作僵硬为特征的呆小症。

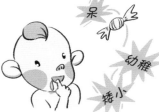

我怀第一个宝宝时检查甲状腺是正常的，现在准备怀二胎，也要查甲状腺吗？

一胎健康，怀二胎就准备少做检查，是产前检查的严重误区。而且生第二胎的妈妈年龄更大，高龄妈妈们更容易出现问题，因此备孕二胎查甲状腺也是必须的！

能够孕育一个聪明健康的宝宝是所有夫妇最大的心愿，为了优生优育，怀孕前一定要查甲状腺！

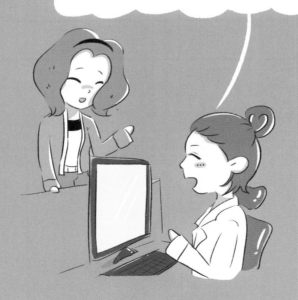

二、哪种方法是有效的妊娠期甲状腺疾病筛查方法

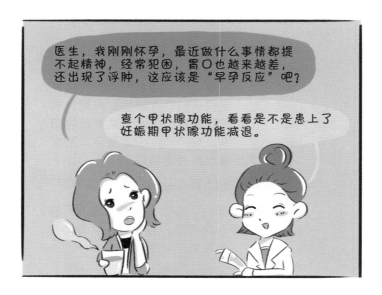

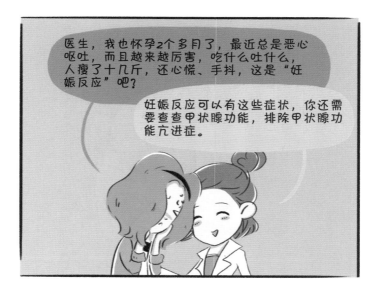

甲状腺功能异常对母体和胎儿的影响很大，那么，怎样才是有效的妊娠期甲状腺疾病筛查方法呢？

筛查最好是在妊娠前

1. 所有孕妇应在妊娠早期至少筛查的三项：

血清促甲状腺激素（TSH）

血清游离甲状腺素（FT4）

甲状腺过氧化物酶抗体（TPOAb）

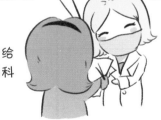

因为化验单上的血清甲状腺功能指标参考范围是非妊娠人群的参考范围，不是妊娠早、中、晚期特异的参考范围。

筛查结果一定要交给产科医生或内分泌科医生看。

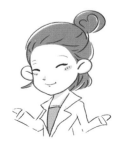

你认为正常的结果不一定是正常的，你以为不正常的结果不一定是不正常的。将专业的事交给专业的人做。

2.临床甲减和亚临床甲减妇女妊娠前半期每2~4周检测一次甲状腺功能，血清TSH稳定后可以每4~6周检测一次。产后6周复查甲状腺功能。

3.妊娠前甲状腺功能正常、TPOAb或甲状腺球蛋白抗体(TgAb)阳性的妇女明确妊娠后应在妊娠期检测血清TSH，每4周检测一次。

4.妊娠期监测甲亢的控制指标首选血清游离甲状腺素/血清总甲状腺素（FT_4/TT_4）。

妊娠期应用抗甲亢药物治疗的妇女：建议FT_4或TT_4、三碘甲状腺原氨酸（T_3）和TSH检测	妊娠早期	每1~2周检测一次
	妊娠中、晚期	每2~4周检测一次
	达到目标值后	每4~6周检测一次
既往应用过放射性碘治疗、或手术治疗、或正在应用抗甲亢药物治疗的Graves病妊娠妇女：在妊娠早期检测血清促甲状腺素受体抗体	妊娠早期血清TRAb阴性	妊娠期间不需要再次检测
	妊娠早期血清TRAb升高	建议在妊娠18~22周再次检测
	妊娠18~22周时血清TRAb升高或开始应用抗甲亢药物	在妊娠晚期需再次检测血清TRAb，以评估胎儿以及新生儿检测的必要性

5. 妊娠早期发现的乳头状甲状腺癌应该进行每3个月复查甲状腺彩超，必要时手术治疗。

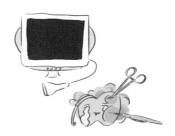

分化型甲状腺癌患者妊娠后需定期检测血清TSH，每2~4周一次，直至妊娠20周，TSH稳定后可每4~6周检测一次。

有分化型甲状腺癌治疗史的妇女，若甲状腺癌治疗效果不佳，或已知存在复发或残留病灶，应在妊娠期进行超声和甲状腺球蛋白（Tg）监测。

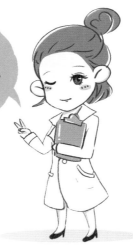

建议育龄期妇女在孕前将机体调整到一个最佳状态再受孕。若已经受孕，则应退而求其次，尽可能尽快地让机体调整到一个最佳的适宜妊娠的状态。

三、哪些是妊娠期甲状腺疾病的高危人群

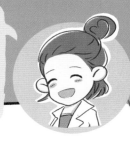

仅在高危妊娠人群中进行甲状腺疾病筛查，有30%~80%的甲亢、亚临床甲亢或者甲减、亚临床甲减会漏诊，因此这样做是远远不够的，所有育龄期妇女最好应该在备孕期间进行甲状腺疾病筛查。

在准备妊娠或妊娠早期积极进行甲状腺疾病筛查，尤其在高危人群中进行筛查是十分必要的。一旦发现问题，应该尽早治疗。那么哪些是妊娠期甲状腺疾病的高危人群？

（1）甲亢、甲减疾病史或目前有甲状腺功能异常的症状或体征；
（2）甲状腺手术史和（或）碘-131治疗史或头颈部放射治疗史；
（3）自身免疫性甲状腺疾病或甲状腺疾病家族史；
（4）甲状腺肿；
（5）甲状腺自身抗体阳性；
（6）自身免疫性糖尿病或其他自身免疫病：包括白癜风、肾上腺功能减退症、甲状旁腺功能减退症、萎缩性胃炎、恶性贫血、系统性硬化症、系统性红斑狼疮、干燥综合征等；
（7）有流产史、早产史，不孕或行辅助生殖的妇女；
（8）多胎妊娠史（≥2）；
（9）肥胖症（BMI* > 40）；
（10）30岁以上妇女；
（11）服用胺碘酮或锂制剂，或最近有碘造影剂暴露的妇女；
（12）居住在已知的中重度碘缺乏地区的妇女。

＊BMI = 体重（kg）/ 身高^2（m^2）

四、不孕与辅助生殖的妇女的注意事项

古话说"不孝有三，无后为大"。如果一年未采取任何避孕措施，性生活正常（每周2次及以上）而没有成功妊娠，医学上就定义为"不孕症"。

不孕症虽然不是致命性疾病，但其可能会造成个人痛苦、夫妻感情破裂、家庭不和睦，也是全世界关注的医学和社会问题。

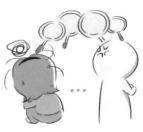

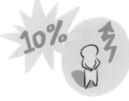

随着时代的发展、环境气候的变化、社会结构的改变和生活压力的增加，不孕人群逐年上升，中国的不孕不育发病率达到10%左右。

而甲状腺疾病就是不孕症女性最常合并的内分泌疾病之一!!!

甲亢或甲减都可增加不孕的风险，因此，所有治疗不孕的妇女都应该进行甲状腺功能筛查和治疗，将甲状腺功能调整至正常水平。

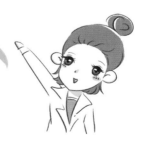

为了实现拥有孩子的梦想，现在越来越多的家通过辅助生殖技术来进行生育

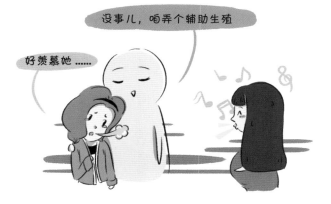

1978年世界上第一例试管婴儿诞生于英国曼彻斯特市郊奥德姆总医院里

1988年我国大陆首例试管婴儿诞生于北京大学附属第三医院

辅助生殖技术给更多有生育问题的夫妇带来了希望。

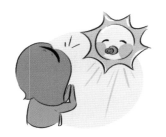

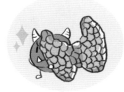

但是辅助生殖并不都能成功，其中甲状腺疾病也与辅助生殖是否成功息息相关。

目前辅助生殖有多种方案，体外受精-胚胎移植（IVF-ET）或卵泡浆内单精子显微注射（ICSI）无论哪种方案开始都需要诱导控制性超排卵。

在这个过程中……

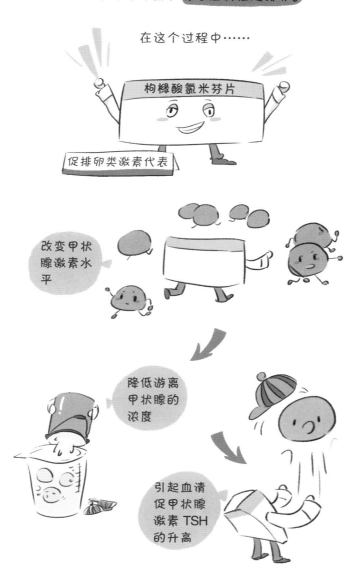

枸橼酸氯米芬片

促排卵类激素代表

改变甲状腺激素水平

降低游离甲状腺的浓度

引起血清促甲状腺激素 TSH 的升高

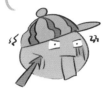

苍天饶过谁~~~

此外，外源注射人绒毛膜促性腺激素（hCG）能直接刺激甲状腺TSH受体。

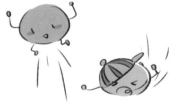

也可能引起甲状腺激素升高和TSH降低。

在控制性超排卵期间得到的甲状腺功能结果不能真实反映甲状腺功能状态，建议在进行控制性超排卵前、后1~2周检测甲状腺功能哦~

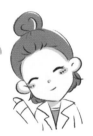

进行控制性超排卵成功受孕的妇女	TSH升高者（TSH > 2.5mU/L）	治疗
进行控制性超排卵后未受孕妇女	TSH轻度升高者	应该每2~4周监测TSH

这部分妇女的甲状腺功能可能恢复至正常水平，可在孕前将机体调整到一个最佳状态再受孕。

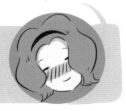

应服用左甲状腺素治疗患者：

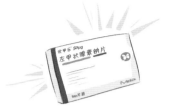

① 对接受辅助生殖的亚临床甲状腺功能减退症妇女：

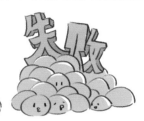

受孕失败的风险随 TSH 浓度上升而增高。

因此，接受辅助生殖的亚临床甲状腺功能减退症（TSH > 2.5mU/L）妇女应服用左甲状腺素治疗，将TSH治疗目标控制在2.5mU/L以下。

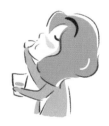

② 对既往有流产或复发性流产史进行辅助生殖的不孕妇女：

也应选择口服左甲状腺素治疗。一般左甲状腺素最开始服用的剂量是每天……

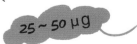

25～50μg

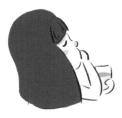

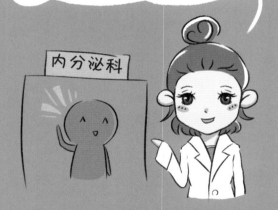

生育象征着个体的生命延续，更是承载着家庭及社会发展的重任，因此，对于所有治疗不孕的妇女以及不孕妇女求助辅助生殖技术治疗时，均应检查甲状腺功能，到内分泌专科进行诊治，将甲状腺功能调整至正常水平，尽量减少甲状腺疾病对生育的影响。

内分泌科

第七章

正确看待、规范诊治甲状腺癌

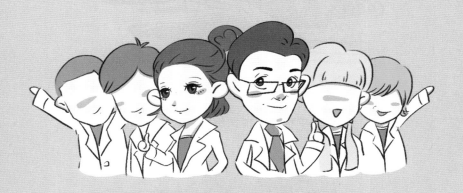

一、中国甲状腺癌现状

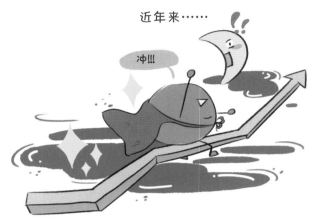

近年来……

冲!!!

国内外甲状腺癌的患病率均呈快速攀升态势……

2015年我国甲状腺癌发病例数达到 **20.1万**……

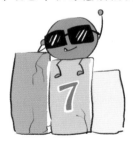

在所有恶性肿瘤发病例数排位中排第 **7** 位……

甲状腺癌是 **女性** 最常见恶性肿瘤之一……

在全国女性常见恶性肿瘤中排第 **4** 位!

在湖南女性常见恶性肿瘤中排第 **8** 位!

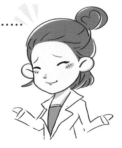

甲状腺癌是目前所有癌种中二级预防做得最好的
肿瘤类型！

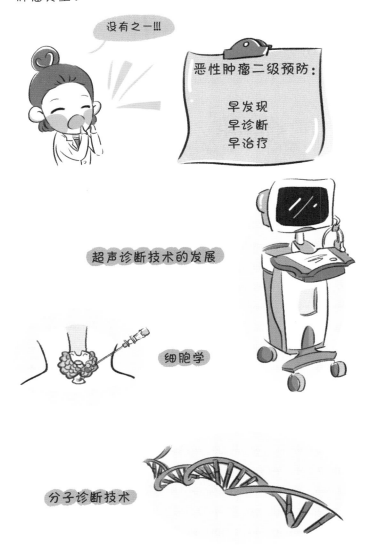

在甲状腺癌患病率明显增加的趋势下，早期甲状腺癌及直径≤1cm的微小癌所占比例增高在临床极为突出；

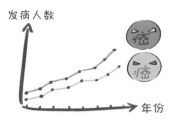

发病人数

年份

在低分期及微小癌所占比例不断增加的同时，晚期癌患者数量并未明显减少，但得益于规范化综合治疗模式的不断应用及提高；

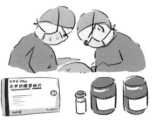

甲状腺癌整体的死亡率趋于平稳，生存率还有了一定提升。

活着真好……

死亡人数

年份

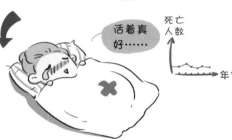

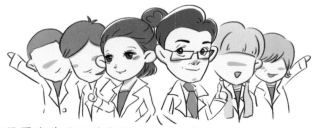

我国医疗体系日臻完善，专科医学不断细化，甲状腺癌病患日益增多，甲状腺外科已经成为独立的二级学科，成为临床医学各专业中发展最快的专业之一，越来越多的专科医师加入甲状腺外科的队伍中。

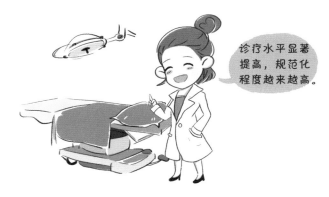

诊疗水平显著提高，规范化程度越来越高。

从全国范围来看，甲状腺癌的治疗还是存在治疗不足、治疗不规范和过度治疗等不足。经过规范化培训和学术交流，我国的甲状腺癌手术方式逐渐变得规范和统一。

新器械、新技术在甲状腺外科不断涌现：

纳米炭混悬注射液

目的是使甲状腺及引流区淋巴结染成黑色，甲状旁腺不染色

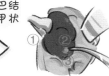

① 黑染的甲状腺
② 黄棕色的甲状旁腺
③ 黑染的甲状腺引流区淋巴结

纳米碳负显影示踪技术

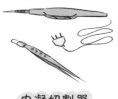
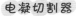

电凝切割器

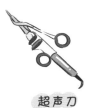

超声刀

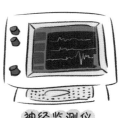

神经监测仪

主控台　　移动平台　　成像系统

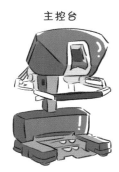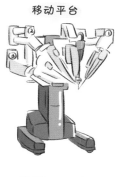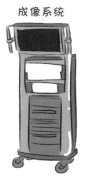

机器人手术

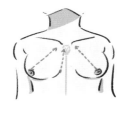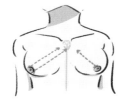

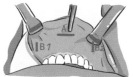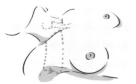

内镜手术

在特定情况下具有无法替代的优势

索拉
菲尼

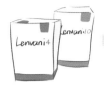 乐伐
替尼

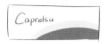 凡德
他尼

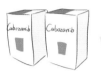 卡博
替尼

新型分子靶向药物也突飞猛进地发展，给晚期甲状腺癌及难治性甲状腺癌患者带来了福音。

甲状腺肿瘤相关的
指南相继问世。

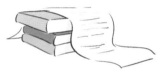

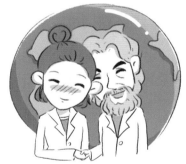

在保持中国甲状腺癌诊断和治疗特色的同时，也一并与国际接轨，逐步走向规范化，指南中的部分理念还领先于国外，具有前瞻性。

伴随着甲状腺癌发病率的上升，全社会对甲状腺癌的重视提升，专业的投入与公众的认知提升，我国甲状腺癌诊疗领域充满希望。

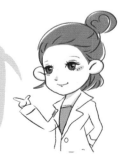

二、甲状腺癌治疗发展史

人类对甲状腺疾病及其外科治疗的认识，
走过了漫长而曲折的历程……

1.早期认识

甲状腺肿瘤的治疗史最早可追溯到公元前 2700 年……

《神农本草经》就曾
有使用海藻来治疗甲
状腺结节的记载。

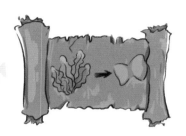

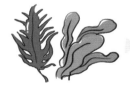

公元300年前后，晋代
葛洪的《肘后备急方》
首先谈及海藻和昆布
治疗"瘿"病。

2.艰难的探索

● 1808年

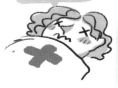

死因：休克

法国的吉劳姆·杜普伊特伦实施了
第1例全甲状腺切除术，首次较好地
阐述了全甲状腺手术中的解剖，术
中几乎没有失血，但不幸的是，术
后患者死于休克。

● 1811年 —— 甲状腺癌第一次作为一种甲状腺疾病
被正式提出及描述。

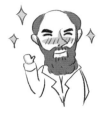

被誉为19世纪最伟大外科医生
的西奥多·比罗斯进行了很
多甲状腺手术，被认为是那个
时代世界上最有经验的甲状腺
外科医生。

但是最初在苏黎世做的20例
甲状腺摘除术中有8例死亡，
40%的死亡率让他一度放弃
采用甲状腺手术治疗甲状腺
肿瘤整整10年。

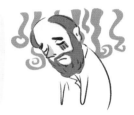

3.走向辉煌

● 1877年

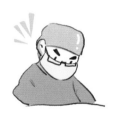

西奥多·比罗斯搬到维也纳，
许多关于败血症的问题被解决，
手术器械也得到了较大的改善，
他才重新开始进行甲状腺手术，
并将甲状腺手术的死亡率降低到
8%左右，取得了辉煌的成就。

● 1882年

米库利茨推荐了术中保留甲状腺
后被膜可以保护喉返神经，并获
得了多位学界专家的响应。

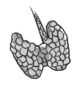

格莱在1891年用精细的手术和严密的观察把甲状腺和甲状旁腺区分开后，使甲状腺的生理研究走上了科学的轨道。

● 1909年

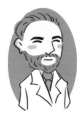

甲状腺外科的先驱西奥多·科彻因其在甲状腺外科领域的成就，荣获诺贝尔奖，成为第一位获此殊荣的外科医生。

他的成就：

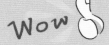

他在职业生涯中共施行了5000余例甲状腺切除术。

采用了现代化的全身麻醉和无菌技术，改进了现代甲状腺手术器械，并对手术技巧提出了很多开创性的见解，例如保存甲状旁腺和喉返神经的方法。

推广了抗感染方法和止血术，他所施行的甲状腺手术死亡率由1870年的12.6%降低至1898年的0.2%。

描述并系统性地阐述了甲状腺切除术后黏液性水肿等并发症，证明了甲状腺的重要生理功能。

● 20世纪70年代左右 —— 全甲状腺切除术开始广泛使用于治疗甲状腺癌。

● 1906年 —— 克里勒系统地描述了根治性颈淋巴结清除术。

● 1942年 —— 马丁进一步推广应用根治性颈淋巴结清除术，使甲状腺癌的5年生存率提高了40%。

● 20世纪40年代

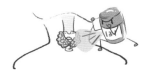

核医学逐渐萌发，在1940-1950年间，林兹、汉密尔顿、索莱伊和查普曼等，在甲状腺毒症的诊断和治疗中，积累了丰富的使用放射性碘治疗患者的临床经验。

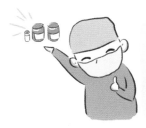

在对原发和转移的甲状腺癌的治疗中，塞德林、马里内利、罗森和贝尔瓦尔特斯等证明放射性碘治疗也是有用的。

🔍 深入认识，颁布指南及专家共识 📷

全部 视频 图片 小视频 资讯 文库

美国甲状腺颁布指南及专家共识

1923年，美国甲状腺协会（ATA）正式成立
1996年，ATA发表了第1版《甲状腺结节和分化型甲状腺癌诊治指南》
2006年，ATA发表了第2版《甲状腺结节和分化型甲状腺癌诊治指南》
2009年，ATA发表了第3版《甲状腺结节和分化型甲状腺癌诊治指南》
2015年，ATA发表了第4版《甲状腺结节和分化型甲状腺癌诊治指南》

中国甲状腺颁布指南及专家共识

2010年首部《分化型甲状腺癌诊治指南》
2012年《中国甲状腺结节和分化型甲状腺癌诊治指南》
2016年《中国甲状腺微小乳头状癌诊断与治疗专家共识》
2017年《甲状腺癌血清标志物临床应用专家共识》
2018年《甲状腺良性结节、微小癌及颈部转移性淋巴结热消融治疗专家共识》、《甲状腺癌诊疗规范（2018年版）》等相继颁布

那些为甲状腺肿瘤学科做出重大贡献的巨星们的经验、教训和启迪，不断激励着一代又一代的甲状腺肿瘤医师为学科的发展而奋斗……

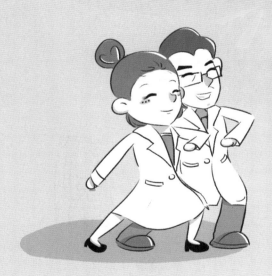

三、病急不要乱投医，首诊首治很关键

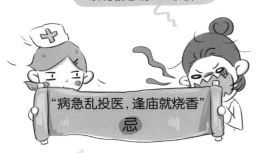

别乱投医啊~~~亲们

"病急乱投医，逢庙就烧香"

忌

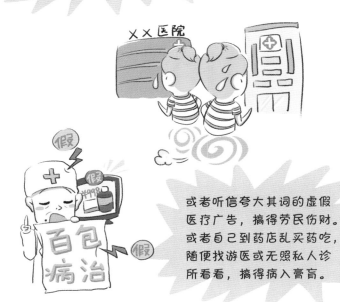

今天到这家医院看，明天又上那家医院看，搞得不知所措。

××医院

或者听信夸大其词的虚假医疗广告，搞得劳民伤财。或者自己到药店乱买药吃，随便找游医或无照私人诊所看看，搞得病入膏肓。

假

假

百包病治

假

其实，得了甲状腺癌最重要的就是
调整好心态，坦然面对，到正规的
医疗单位的甲状腺外科就诊，接受
科学合理的治疗。首诊首治很关键！

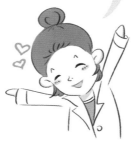

甲状腺癌发病隐匿，早期
常无明显自觉症状，病人
多以甲状腺结节为首发症
状。

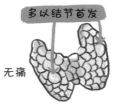

多以结节首发

无痛

小伙子，你的首诊有误哦！

啊～～～

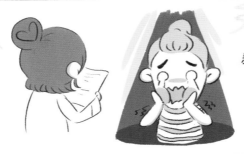

瑟瑟发抖

但良性甲状腺结节和甲状腺癌的临床处理及预后差异
很大，首诊未能及时准确地鉴别甲状腺结节的良、恶
性，对甲状腺癌病人则意味着延迟诊断或误诊。

此外，甲状腺癌初始治疗极为重要，规范诊治5年生存率在90%以上，复发率每下降15%，死亡率减少5%。

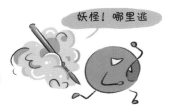

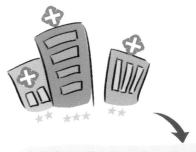

由于各级医院手术量明显增多，地域、专业和理念上的差异造成目前国内甲状腺癌治疗水平仍参差不齐。

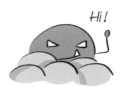

不规范手术残瘤率与复发率增加。

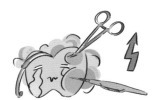

再次手术率明显升高。

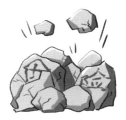

并发症风险倍增。

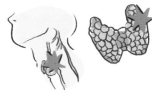

组织功能（特别是喉返神经和甲状旁腺）损伤加重。

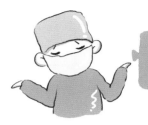

甚至导致甲状腺癌变成不可治愈的未分化癌，丧失根治手术机会。

伴随着甲状腺肿瘤相关的指南相继问世，诊疗规范化不断加强。

学术团体及学术交流空前活跃。

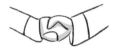

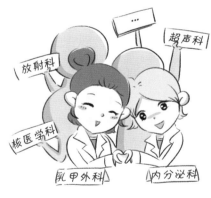

放射科

超声科

核医学科

乳甲外科

内分泌科

提高了甲状腺癌的早期筛查率，推行了个体化、规范化的多学科协作。

综合治疗策略，以规范化外科手术治疗为主，并积极进行药物治疗和放射治疗等辅助治疗。

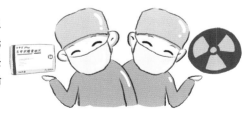

甲状腺癌的规范化首诊首治减轻了病人医疗负担，节约了整个社会的医疗资源，还在一定程度上提高了患者的长期生存率、降低了手术并发症发生率，使病人大大获益。

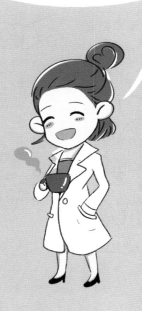

四、面对治疗方案，如何摆脱选择困难症

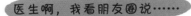

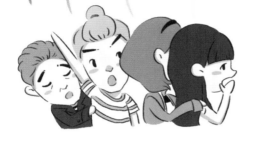

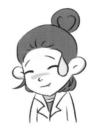

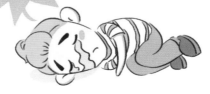

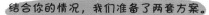
结合你的情况，我们准备了两套方案。

随着医学的不断发展，人们对癌症的认识日益深入，治疗手段和治疗方案不断增多。

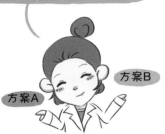

方案A 方案B

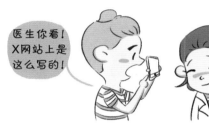

医生你看！X网站上是这么写的！

······

但是患者了解到的海量信息良莠不齐、难辨真假，不乏"伪科学""伪常识"，阻碍了医患之间的理性沟通。

医患双方对不同治疗方案的各种结局进行充分讨论，最后得出互相都能够接受的、适合患者的个体化治疗方案。

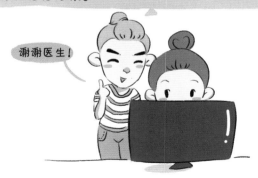

谢谢医生！

面对治疗方案，应该是医生与患者共同参与决定。

医生要充分了解患者的状况，与患者及家属共享医学知识。

用通俗易懂的语言告知患者：
①已知的病情；
②根据自身技术及应用器械的熟练程度可以提供的最可靠的疾病治疗方案；
③不同治疗方案的大致费用、优缺点、治疗过程中可能出现的风险或并发症、预后情况。

患者和家属需要共享的是患者的职业特点等个人信息、以往身体状况、心理期望、家庭经济状况等。

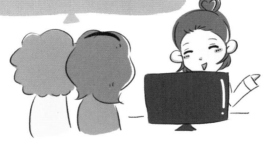

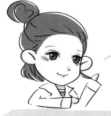

专业的事情，交给专业的人去做

患者和家属也要学会从正规的途径（比如我们的这本科普书）了解所患的疾病，并充分了解究竟哪种治疗方案是最适合自己的，有自己的判断，毕竟决策权还是在自己手上，对于治疗后果有清晰的认识，坦然接受治疗的结果。

第八章

甲状腺癌治疗"三大武器"之一
—— 手术治疗

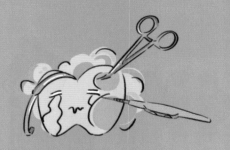

一、手术前需要做哪些检查

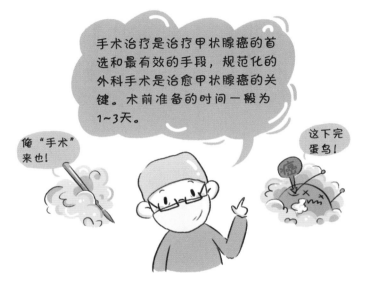

手术治疗是治疗甲状腺癌的首选和最有效的手段，规范化的外科手术是治愈甲状腺癌的关键。术前准备的时间一般为1~3天。

俺"手术"来也！

这下完蛋鸟！

1.必需的检查项目：

（1）抽血

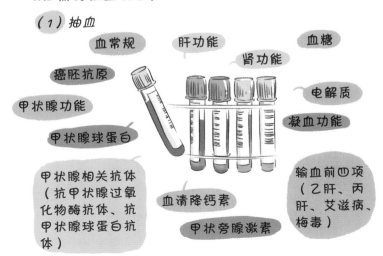

血常规　　肝功能　　血糖

肾功能

癌胚抗原

甲状腺功能

电解质

凝血功能

甲状腺球蛋白

甲状腺相关抗体（抗甲状腺过氧化物酶抗体、抗甲状腺球蛋白抗体）

血清降钙素

甲状旁腺激素

输血前四项（乙肝、丙肝、艾滋病、梅毒）

（2）尿常规

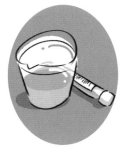

（3）粪便常规+潜血

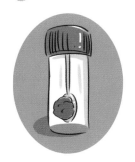

（4）心电图

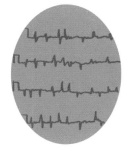

（5）胸部X线检查

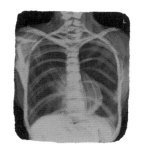

（6）甲状腺及颈部
淋巴结彩超、肝胆
脾胰肾彩超

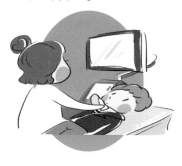

（7）甲状腺CT

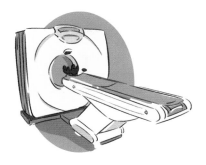

（8）电子喉镜

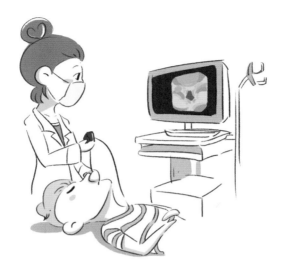

2.根据患者病情可选择更多的检查：

（1）气管正侧位片或颈部胸部联合CT平扫+增强

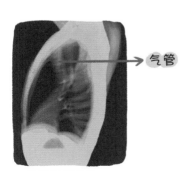

气管正侧位片

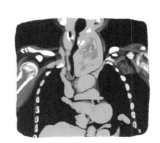

颈部胸部联合CT平扫+增强

（2）肺功能

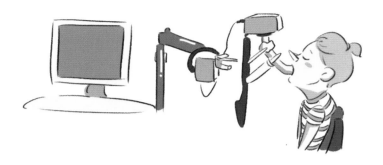

（3）心脏彩超

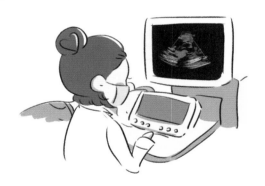

（4）血气分析（抽动脉血做的检查）

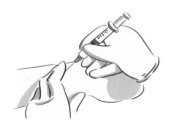

（5）颈部MRI检查

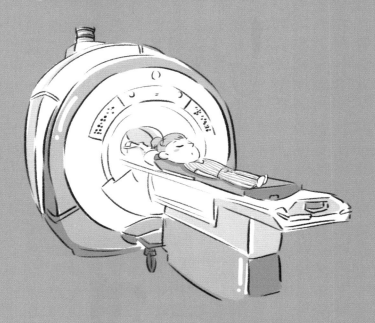

（6）食道镜检查

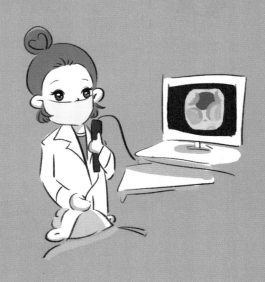

（7）纤维支气管镜检查

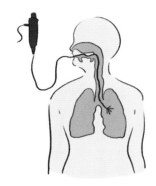

（8）上消化道造影检查

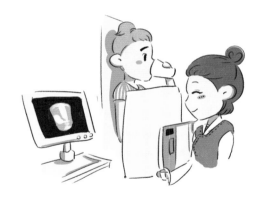

其中需要空腹进行的检查是
抽血检查和肝胆脾胰肾彩超、
纤维支气管镜检查、食道镜
检查、上消化道造影检查。

咕噜咕噜

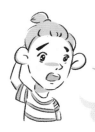

医生，请问电子喉镜检查是怎么做的？检查过程难受吗？

长长的管子好恐怖哦!!!

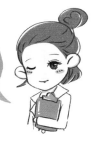

甲状腺癌术前做电子喉镜检查主要是用来查看声带的运动情况。

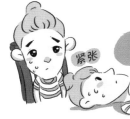

紧张

检查时，患者一般坐在椅子上或者平躺。

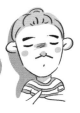

检查前医生会在鼻腔进行表面麻醉。

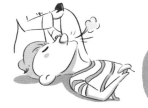

将喉镜从一侧鼻腔进入，要求你做鼻腔吸气的动作来协助喉镜顺利进入咽喉部进行检查。

对一些细微病变，医生可能需要你反复多次通过伸舌、鼓气、发"yī"音等动作来配合检查。

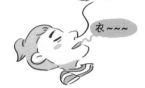

检查声带，需要配合发"yī"音来观察声带的运动及闭合情况。

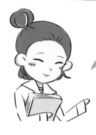

目前喉镜非常纤细，检查舒适度非常高，偶尔可能会有一点胀或者产生恶心的感觉。

一般检查时间3分钟左右，因此，绝大多数患者都可以顺利完成检查。

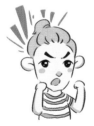

太好啦！这个时长我能受得住！

检查当天可以正常进食，但要避免过饱，清淡饮食哦！

二、患者术前需要做哪些准备

（1）有吸烟习惯的病人，术前2周戒烟，多练习深呼吸和咳嗽。

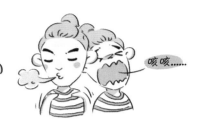

咳咳......

（2）练习在床上排便、排尿等习惯。

便盆

（3）甲状腺癌手术常使用颈部过伸体位，术后易出现肩颈不适、头晕头痛和恶心呕吐等不适症状，至少术前2天进行头颈过伸位的适应性训练。具体方法如下：

①在训练前5分钟先进行颈部准备活动，如前屈、左右旋转和回环等，以放松颈部肌肉。

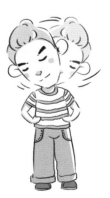

②将有较好弹性的长方形软枕放在肩背部，使头自然下垂后仰30°~45°，以头顶接触床面为宜，达到下颌、气管、胸骨接近一条直线。

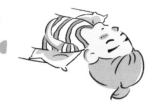

③每天训练3次，于三餐后2小时进行，防止训练时出现眩晕而引起呕吐，训练过程中通过深呼吸来自我放松。

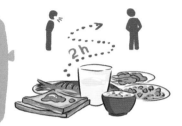

开始时以每次坚持10分钟为宜，如无不适，可逐渐延长练习时间，以可耐受为度。

④练习过程中如出现剧烈眩晕、心慌、恶心呕吐症状，应暂停训练。

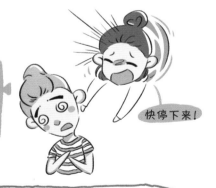

快停下来！

老年患者在练习过程中需注意动作轻柔,对于有颈椎疾病或者骨损伤的患者，禁止体位训练，防止继发性骨折的发生。

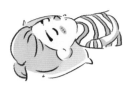

⑤训练完毕后先卧枕休息，后缓慢起床再进行颈部放松活动，以改善颈部肌肉疲劳、局部血液循环。

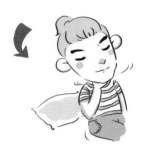

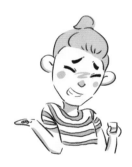

（4）合并高血压、糖尿病、心脏病等内科疾病的患者，需药物治疗控制好基础疾病。高血压病患者手术当天通常需要服用降压药，可酌情喝一小口水送服药片。

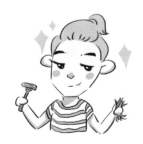

（5）术前一天清洁颈部皮肤；若有毛发影响手术操作，手术前应予以剃除。

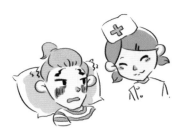 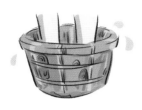

（6）若手术前夜失眠、特别紧张，应告知值班医生及护士，必要时可服用镇静药物。

也可以在睡前用热水浸泡双脚，促进血液循环，有助于入睡。

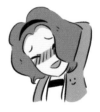 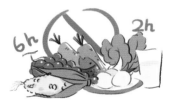

（7）如果女性患者出现月经来潮情况，最好推迟手术，待月经干净再安排手术。

（8）手术前禁食6小时，禁饮2小时。

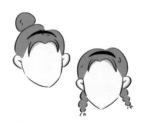 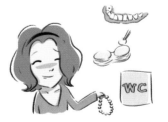

（9）长发者用橡皮筋扎一个丸子头或者编两个麻花辫。

（10）术前取下首饰、活动性义齿、隐形眼镜等；进手术室前，应排尽尿液。

三、患者术前的心理调节

医生，我知道开刀会打麻药，那手术以后会很痛吗？

甲状腺癌术后疼痛较轻微，不会很痛，术后常规不用镇痛泵。

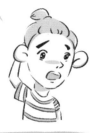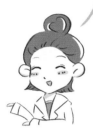

术后要终生服药，对我的身体会有影响吗？

甲状腺癌术后需要终身服用左甲状腺素钠片。患有甲状腺功能减退症的妈妈在孕期和哺乳期服用这个药物都是可以放心的，因此药物的安全级别非常高，不要过于担心。

就像吃饭对身体也可能产生影响，吃多了会撑着，严重时可能诱发胰腺炎等疾病，吃少了又饿。但，我们不能说饭有副作用，对吧！

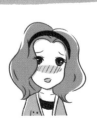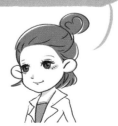

脖子上的疤痕不美观怎么办？

如果确实有美容要求，可以行腔镜甲状腺手术治疗，但腔镜手术分离创面较大，是否属于微创手术范畴一直存在一定的争议。

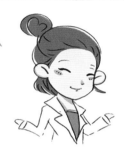
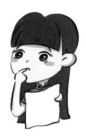

行开放手术，常规会对手术切口进行美容缝合，疤痕是一条细线。除此之外，还有一些方法隐藏术后的疤痕：

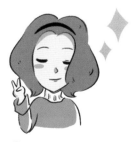

①穿高领衣服。

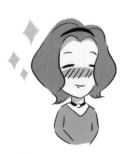

②佩戴合适的项链。但是伤口愈合前不要戴。

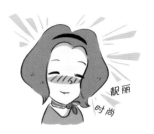

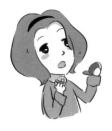

③用围巾围住脖子。
不是寒冷的季节，
可以戴轻薄的丝绸
或棉质围巾，用时
髦的方式系起来。

④用遮瑕膏、粉底液、
防晒霜等化妆品遮盖
疤痕。但是术后两周内
避免触摸疤痕或涂抹化
妆品覆盖疤痕。

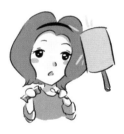

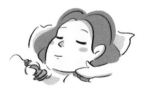

⑤使用外用祛疤产品，
在手术后头几个月使
用最有效。

⑥激光祛疤。看整
形美容科医生，用
特殊的激光祛除或
减轻疤痕。

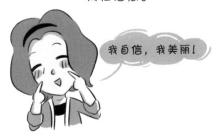

我自信，我美丽！

⑦微笑着露出疤痕！

甲状腺癌能治愈吗？还能活多久？

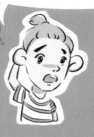

得了甲状腺癌还能结婚生子吗？

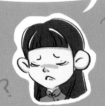

甲状腺癌术后要不要化、放疗？

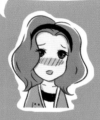

甲状腺癌术后饮食有什么讲究？

请大家参考第十一章《患者及家属热点问题解答》

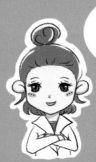

四、家属术前需要做哪些准备

（**1**）家属要阅读一些甲状腺癌相关的资料。

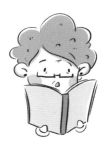

（**2**）参与术前谈话。

①了解疾病的性质、治疗的目的、手术方式和范围、预后。

②了解术中可能发生的意外和危险性，以及术后可能出现的意外和并发症。手术无论大小，均有可能发生意外，有时预想顺利的手术可能很困难，难度大的手术却很顺利。

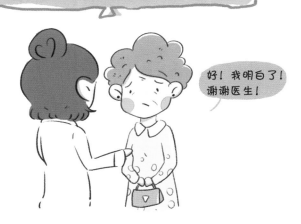

好！我明白了！谢谢医生！

③患者的直系亲属也需要在手术知情同意书上签字。

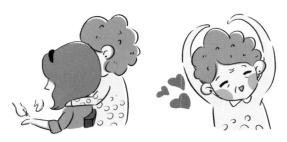

（3）协助患者一起做好各项术前检查和准备工作，多给患者安慰、鼓励和陪伴，帮助患者减轻术前的恐惧感，建立迎接手术和战胜疾病的信心。

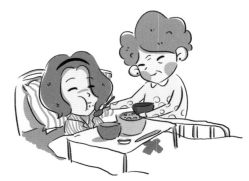

（4）做好后勤保障工作，学习怎样护理患者、怎样为患者准备饮食，不让患者看到让人担心的事等。

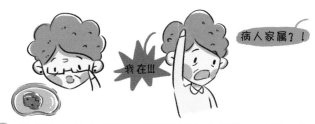

（5）患者进入手术室后，家属需要在家属等候区耐心等待，观看切除的标本等（有晕血症者禁忌），并方便手术医生有情况时能及时联系。若手术时间较长，家属们应交替进餐。患者出手术室回病房后，协助护士将患者搬运到病房的病床上。

五、甲状腺癌的手术方式

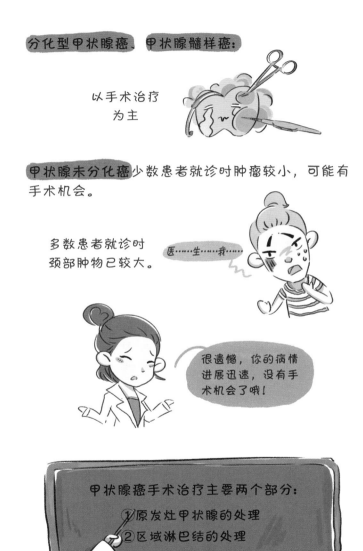

分化型甲状腺癌 **甲状腺髓样癌:**

以手术治疗为主

甲状腺未分化癌 少数患者就诊时肿瘤较小，可能有手术机会。

多数患者就诊时颈部肿物已较大。

医……生……我……

很遗憾，你的病情进展迅速，没有手术机会了哦！

甲状腺癌手术治疗主要两个部分:
①原发灶甲状腺的处理
②区域淋巴结的处理

1.分化型甲状腺癌

（1）分化型甲状腺癌的甲状腺手术方式需要考虑以下因素：

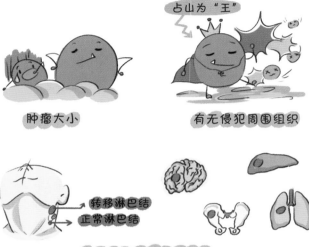

肿瘤大小

占山为"王"

有无侵犯周围组织

转移淋巴结
正常淋巴结

有无淋巴结和远处转移

童年期有无放射线
接触史

单灶或多灶

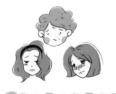

有无甲状腺癌或甲状腺癌综合征家族史

甲状腺乳头状癌的高细胞型
柱状细胞型
弥漫硬化型
实体亚型
甲状腺滤泡状癌的广泛浸润型
低分化型甲状腺癌
性别、病理亚型等
其他危险因素

分化型甲状腺癌的甲状腺切除术主要包括：

全/近全甲状腺切除术

甲状腺腺叶+峡部切除术

建议分化型甲状腺癌行全/近全甲状腺切除术的适应证包括：

①童年期有头颈部放射线照射史或放射性尘埃接触史；

②原发灶最大直径＞4cm；

③多癌灶，尤其是双侧癌灶；

④不良的病理亚型：如甲状腺乳头状癌的高细胞型、柱状细胞型、弥漫硬化型、实体亚型，甲状腺滤泡状癌的广泛浸润型，低分化型甲状腺癌；

⑤已有远处转移，需行术后碘-131治疗；

⑥伴有双侧颈部淋巴结转移；

⑦伴有腺外侵犯（如气管、食管、颈动脉或纵隔侵犯等）；

相对适应证：肿瘤最大直径介于1～4cm之间，伴有甲状腺癌高危因素或合并对侧甲状腺结节。

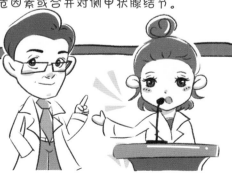

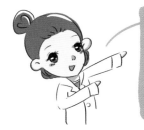

优点：①一次性治疗多灶性病变；②利于术后监控肿瘤的复发和转移；③利于术后碘-131治疗；④减少肿瘤复发和再次手术的概率，从而避免再次手术导致的严重并发症发生率增加；⑤可准确评估患者的术后分期和危险度分层。

缺点：不可避免地发生永久性甲减；对外科医生专业技能的要求较高，术后甲状旁腺功能受损和（或）喉返神经损伤的概率增大。

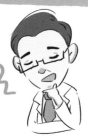

建议分化型甲状腺癌行甲状腺腺叶+峡部切除术的适应证：

局限于一侧腺叶内的单发分化型甲状腺癌，并且肿瘤原发灶≤1cm、复发危险度低、无童年期头颈部放射线接触史、无颈部淋巴结转移和远处转移、对侧腺叶内无结节。

相对适应证：局限于一侧腺叶内的单发分化型甲状腺癌，并且肿瘤原发灶≤4cm、复发危险度低、对侧腺叶内无结节；微小浸润型甲状腺滤泡状癌。

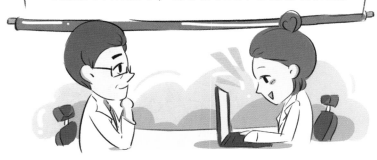

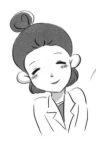

优点：更有利于保护甲状旁腺功能、减少对侧喉返神经损伤，也利于保留部分甲状腺功能。

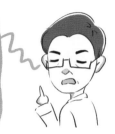

缺点：可能会遗漏对侧甲状腺内的微小病灶，不利于术后通过血清甲状腺球蛋白和碘-131全身显像监控病情，如果术后经评估还需要碘-131治疗，则要进行再次手术切除残留的甲状腺。

（2）行病灶同侧中央区淋巴结清扫术，对临床颈部非中央区淋巴结有转移的患者行侧颈区淋巴结清扫术。

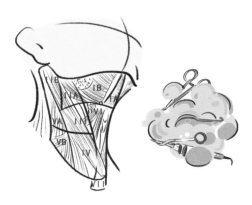

2.甲状腺髓样癌

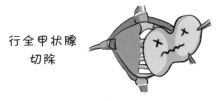

行全甲状腺
切除

切除原发灶的同时
行颈部淋巴结清扫术
（中央区或侧颈区）

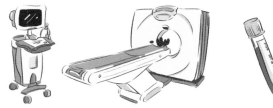

清扫范围除临床评估外，还要参考血清降钙素水平

总之，甲状腺髓样癌的手术治疗方案比分化型甲状腺癌更要求彻底切除

3.甲状腺未分化癌

甲状腺未分化癌的少数患者在就诊时肿瘤较小，可能会有手术机会

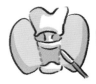

但多数患者在就诊时颈部肿物已较大，病情进展迅速，无手术机会，或者只能行姑息性手术，譬如切除峡部保障呼吸的畅通

六、患者术后护理的注意事项

（1）观察患者面色、脉搏、呼吸、血压和血氧饱和度，及时发现病情变化。

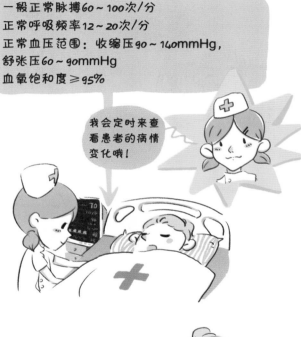

一般正常脉搏60～100次/分
正常呼吸频率12～20次/分
正常血压范围：收缩压90～140mmHg，
舒张压60～90mmHg
血氧饱和度≥95%

我会定时来查看患者的病情变化哦！

（2）全麻未清醒前，应平卧、头部不垫枕头，头偏向一侧，保持呼吸道通畅。

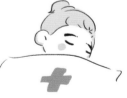

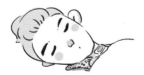

可在患者颈部垫一小块毛巾，发生呕吐时及时更换，尽量避免呕吐物污染颈部伤口敷料。

若伤口敷料有污染，要通知医生及时更换。

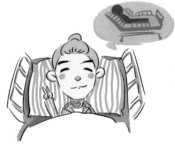

一般术后2~3小时麻醉清醒后，生命体征平稳，抬高床头30°~45°，取半卧位，利于呼吸畅通和伤口渗液引流。

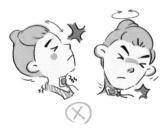

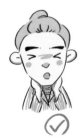

要减少颈部剧烈活动，防止过度后仰或前屈，不用力转动，翻身时用手扶头部和颈后部，减轻疼痛。

（3）对于咳嗽、痰多的患者，鼓励患者轻轻捂住伤口处进行咳嗽、咳痰，家属还可以协助患者拍背排痰。

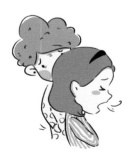

具体方法就是在餐前30分钟或餐后2小时，先协助患者坐起，站在患者一侧，一手扶住患者肩部；

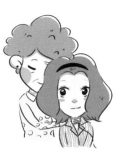

另一手手指并拢自然放松，窝成杯状；

以腕部用力，从下向上，由外向内，叩打双肺相应的背部；

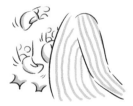

力量从轻到重循序渐进地进行（以患者能耐受为度），反复叩击3~5分钟，休息2~3分钟，让患者咳嗽。根据患者咳嗽咳痰的情况，可每日多次拍背协助排痰。

必要时还可以给予雾化治疗，稀释痰液，充分湿化气道，利于痰液咳出。

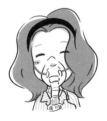

（4）观察颈部伤口加压
包扎的压力是否适宜，敷
料是否清洁干燥。

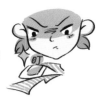

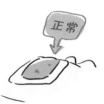

少量渗血

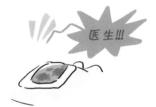

渗出鲜血较多

患者及家属应保持引流
管通畅，避免引流管扭
曲、受压、阻塞及脱落。
密切观察引流液的颜色、
性质及量。

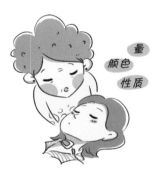

①如果引流管内引流量较
少或者没有，但患者出现
颈部肿胀、呼吸不畅越来
越严重，脉搏加快，血压
正常或偏低等情况；

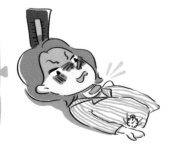

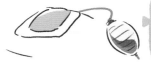

②引流液鲜红、引流管温热、血液不凝固，引流液每小时超过50mL。

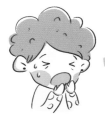

要及时通知医生来查看伤口

一般术后引流液的颜色会逐渐变浅，引流量逐渐减少至每天15mL以下时可拔除引流管。

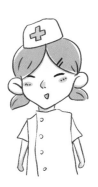

（5）留置导尿管期间应保持导尿管通畅，避免打折、扭曲、受压、脱落。根据患者自身情况和手术情况，应尽早拔除导尿管。

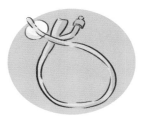

还有部分甲状腺手术是不需要插尿管的

（6）一般术后6小时麻醉清醒后，生命体征平稳，没有不良反应，可以先用小勺给患者一小勺一小勺地喂温水。

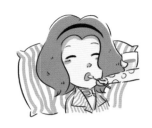

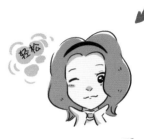

饮水20~30mL后，患者无呛咳、恶心呕吐等症状。

可以进食清淡、易消化的温凉（食物温度保持在20~35℃之间）流质，少量慢咽。

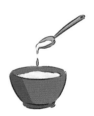

术后第•••••••半月内：•••••••半月后：
一天：

进食温凉
半流质

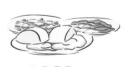

进食软食

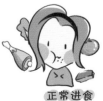

正常进食

（7）卧床期间患者可以伸缩四肢，术后第一天尽可能下床活动。下床活动"三步曲"。

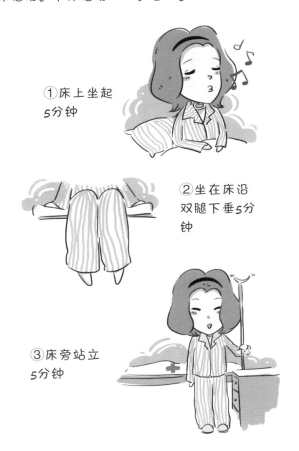

①床上坐起
5分钟

②坐在床沿
双腿下垂5分
钟

③床旁站立
5分钟

无不适症状再下床活动。家属可以协助，扶着走。量力而行、循序渐进，若有不适就休息，以活动后不感到疲劳为宜。

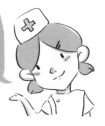

七、患者术后饮食的注意事项

（1）一般术后6小时麻醉清醒后，生命体征平稳，没有不良反应，可以先用小勺给患者一小勺一小勺地喂温水。

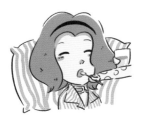

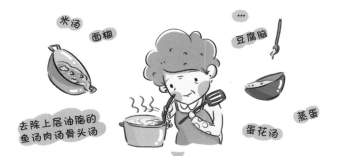

米汤　面糊　豆腐脑　去除上层油脂的鱼汤肉汤骨头汤　蛋花汤　蒸蛋

（2）喂温水20～30mL后，患者无呛咳、恶心、呕吐等症状，可以进食清淡、易消化的温凉（食物温度保持在20～35℃之间）流质，少量慢咽。

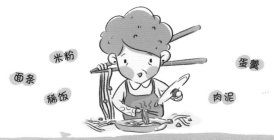

米粉　面条　稀饭　蛋羹　肉泥

（3）术后第一天仍进食温凉半流质，禁止食用过冷或过热的食物。

禁止食用过冷
或过热的食物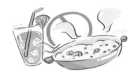

之后根据患者的耐受程度逐步过渡到软食，如软饭、馒头等，后逐渐过渡到正常饮食。

（4）术中为患者进行了气管插管，术后患者会出现咽喉部位疼痛。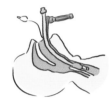

 食物宜软烂，便于吞咽及消化，禁忌粗糙、生硬、带气及辛辣刺激性食物。

蔬菜　　　　　　　　　　　菌类

新鲜水果　　　　　　　　　瘦猪肉

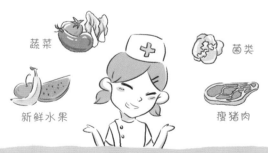

（5）为了帮助患者促进伤口愈合，食物种类要多样化，首选高维生素、富含优质蛋白质及膳食纤维的食物。

（6）为了避免术后患者出现低钙血症，在饮食上要选择高钙低磷的饮食，避免使用含磷较高的食物。

含磷比较低的食物	藕粉、粉条、白菜、卷心菜、蛋清、芹菜、菠菜、西红柿、瓜类等
含磷比较高的食物	蛋黄、动物内脏、动物骨髓、坚果
高钙低磷的食物	奶制品、麦片、豆制品、葡萄干

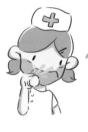

往往蛋白质含量比较高的食物含磷也比较高，但是患者术后伤口和体力的恢复又必须摄入蛋白质，因此可以掌握一些小窍门来选择正确的食物。

咕噜咕噜~

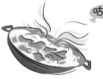

例如，在烹饪肉类时，可先在水中焯一下。

弃去锅里的水，再用大火翻炒，这样就可以适当减少食物中的磷。

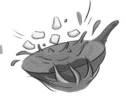

吃蛋类食物的时候，可以选择吃蛋白，不吃或少吃蛋黄，这样既可以补充蛋白质，也能够避免摄入过多的磷。

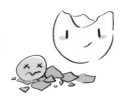

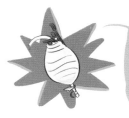

引流球内液体最初为淡黄色或淡红色血清样液体，继而可转变为乳白色浑浊液体，进食后更加明显。

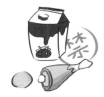

（7）术后出现乳糜漏的患者，不严重时可给予高热量、高蛋白、低钠、低脂肪饮食，但应避免进食牛奶、蛋黄、肉类等食物。

严重病例需禁食，改静脉肠外营养支持。

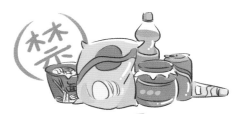

（8）所有术后的患者都不适宜饮用浓茶、咖啡、碳酸饮料等兴奋性饮品以及辛辣刺激的食物，如方便面、豆瓣酱、腌制辣椒、芥末等调料以及膨化食品。

（9）出院后，甲状腺癌患者对碘盐的摄入要适当，对于处于沿海城市等富碘地区的患者来说，建议甲状腺癌术后适当低碘饮食，但对于处于低碘地区的患者来说，则无需常规食用无碘盐。大家还可以参考一下本书第十一章第五节《甲状腺癌术后饮食到底有什么讲究》。

八、常见术后并发症的预防及处理

（1）术后呼吸困难和窒息

多发生在术后48小时内。表现为：

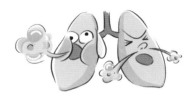

进行性加重的呼吸困难

可伴有的症状：

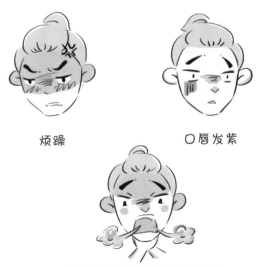

烦躁　　　　　　　　口唇发紫

呼吸频率深度与节律的改变

预防：

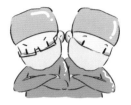

① 手术医生和麻醉师的精细操作。

② 患者术后全麻未清醒前，应平卧、头部不垫枕头，头偏向一侧，保持呼吸道通畅，防止呕吐物误吸。

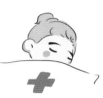

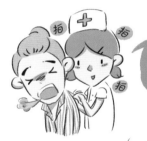

③ 患者在术后不要由于紧张、怕痛等不敢咳嗽、排痰，影响痰液等分泌物排出。

④ 若术后便秘，应告知医生，患者不能硬憋大便。

医生~~~

处理：

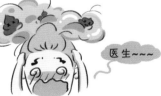

术后可给予短期激素治疗及雾化治疗，鼓励并协助患者咳嗽、排痰或导管吸痰，同时防止呕吐物误吸。在床旁准备气管切开包或气管插管器械，必要时再次手术处理。

（2）喉返神经损伤

发生率5.0%～7.8%。表现为声音嘶哑，失音或严重的呼吸困难。

预防：

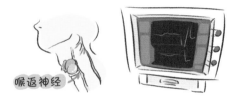

手术医生术中全程显露喉返神经；术中运用神经监测对喉返神经进行监测和保护。

处理：

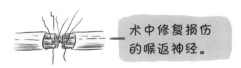

术中修复损伤的喉返神经。

术后适量应用激素减轻神经水肿（有激素应用禁忌者除外），早期使用神经营养药，如维生素B1、甲钴胺等。

（3）喉上神经损伤

发生率0.3%～14.0%。

表现为：

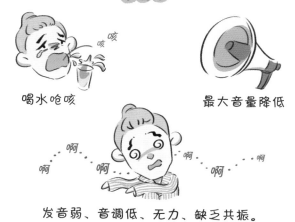

喝水呛咳　　　　　　　最大音量降低

发音弱、音调低、无力、缺乏共振。

预防：

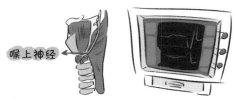

喉上神经

手术医生术中酌情显露喉上神经；术中运用神经
监测对喉上神经进行监测和保护。

处理：

停止喝水，可以进食一些固体软食如蒸蛋、豆腐、
馒头、面包沾菜汤或水吃。绝大多数会在术后3～
6个月内逐渐恢复正常。

（4）甲状旁腺功能减退

暂时性和永久性甲状旁腺功能低下的发生率分别为6.9%～46%和2%～15%。

表现为：

焦虑　　　　四肢或口周麻木

严重时可有抽搐，甚至窒息！

预防：

① 手术医生术中仔细辨认甲状旁腺，包括肉眼辨认、仪器和甲状旁腺负显影辨认保护技术。

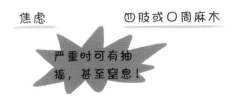

种植甲状旁腺

② 术中对不能原位保留的甲状旁腺行自体移植。

处理：

术后常规给予静脉补钙，根据患者临床症状、血清甲状旁腺激素及钙水平，逐步过渡到口服或停止补钙。口服补钙的同时，酌情补充维生素D类药物，如骨化三醇、阿法骨化醇等。

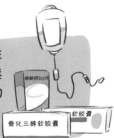

第九章

甲状腺癌治疗"三大武器"之二
——放射性碘治疗

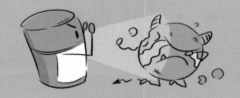

一、什么叫放射性碘治疗

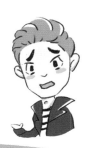

医生，请问什么是碘-131？

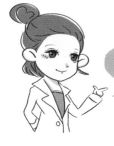

碘-131又被部分老百姓称作
"神仙水"。

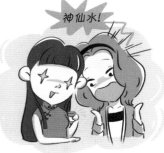

神仙水！

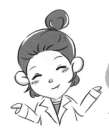

它是一种放射性同位素，能发射β射线
和γ射线。碘-131发射的β射线可以有效
地清除残余甲状腺细胞和杀灭肿瘤细胞。

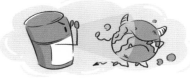

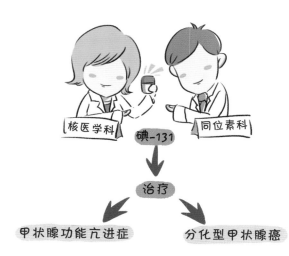

核医学科   碘-131   同位素科

治疗

甲状腺功能亢进症   分化型甲状腺癌

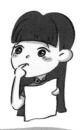

医生，为什么碘-131能治疗甲状腺癌呢？

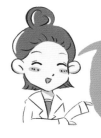

甲状腺是一个比较有个性的人体器官，它爱摄取碘，人体内的碘绝大部分都被它用"吸星大法"给吸收了。而其他器官不是吸碘能力弱，就是碘在其中滞留时间短，只是"匆匆过客"。

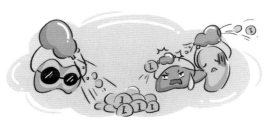

分化型甲状腺癌细胞保留了正常甲状腺具有摄取和聚集碘-131的特点。当甲状腺切除后，残余的少量甲状腺和转移灶具有吸碘功能。

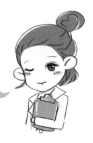

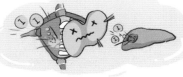

患者在口服碘-131溶液后，体内隐藏在各个部位的甲状腺癌转移灶就像吞食"核弹"一样，大量吞食碘-131。

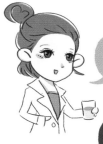

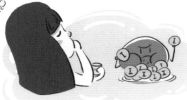

将放射性碘高度浓聚于肿瘤细胞中，并被碘-131发射的高能β射线击中而"饮弹自尽"，精准定位杀死甲状腺癌细胞。

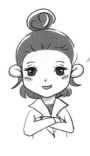

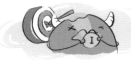

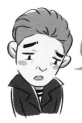

医生，手术已经把癌组织切除干净了，应该不再需要碘-131治疗了吧？

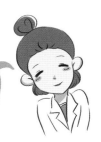

再高明的外科专家，只能做到肉眼切除甲状腺或癌组织，而不能做到显微镜下的完全切除，即术后仍可能有少量的甲状腺细胞或癌细胞残留。

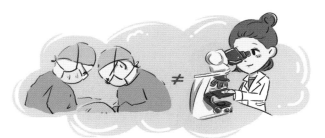

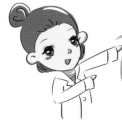

如需完全消除残留的甲状腺细胞或癌细胞还需要采用口服碘-131的方法来消灭。

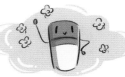

碘-131治疗好处
真多呀~

①可精准清除术后残留的甲状腺细胞、甲状腺癌病灶以及转移灶，且不对周围正常组织器官产生伤害，以降低复发和转移的风险；

②放射性碘治疗后的碘-131全身显像可以发现其他影像学检查未能发现的转移灶；

③利于对分化型甲状腺癌患者用血清甲状腺球蛋白进行术后随访监测；

④局部或远处转移灶（如肺、骨、脑等）经多次碘-131治疗后绝大部分效果好，可见病灶明显缩小，症状减轻，提高生活质量，部分患者可以治愈。

二、哪些患者需要进行术后碘-131治疗

放射性碘治疗的层次

采用碘-131清除分化型甲状腺癌术后残留的甲状腺组织
（简称清甲）

采用碘-131清除手术不能切除的分化型甲状腺癌转移灶
（简称清灶）

并非所有分化型甲状腺癌患者均可从碘-131治疗中获益。

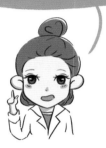

高危复发危险分层患者

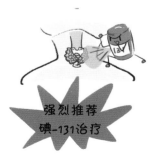

强烈推荐碘-131治疗

中危分层患者

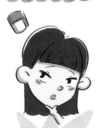

可考虑碘-131治疗

但中危分层患者中有镜下甲状腺外侵犯但癌灶较小或淋巴结转移个数少、受累直径小且不伴高侵袭性组织亚型或血管侵犯等危险因素的患者，可不行碘-131治疗！

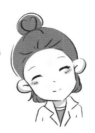

对低危分层患者

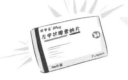

可不行碘-131治疗，直接行TSH抑制治疗

治疗禁忌症

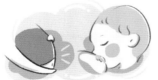

妊娠期、哺乳期女性

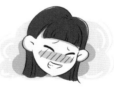

4个月内不能有效避孕者

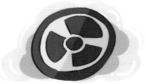

无法遵从放射防护要求者

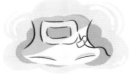

甲状腺术后创口未愈合者

分化型甲状腺癌的初治复发危险度分层

复发危险度	符合条件
低危组 (1%~5%)	符合以下全部条件者： 无局部或远处转移 所有肉眼可见的肿瘤均被彻底切除 局部组织或结构无肿瘤侵犯 肿瘤不是侵袭性组织学亚型(如高细胞型、柱状细胞型、实性亚型等) ^{131}I治疗后首次行全身碘扫描，甲状腺床以外未发现碘摄取灶FV-PTC；PTC无血管侵犯；高分化FTC伴包膜侵犯，无或微小(<4个病灶)血管侵犯单灶或多灶的腺体内PTMC(包括伴有BRAF^{V600E}基因突变) ≤5个淋巴结转移(最大径<0.2cm)
中危组 (>5%~20%)	符合以下任一条件者： 镜下可见肿瘤有甲状腺软组织侵犯 ^{131}I治疗后首次行全身碘扫描颈部出现异常碘摄取灶侵袭型的组织学亚型(例如高细胞亚型、柱状细胞亚型、实体亚型等)或有血管侵犯 >5个淋巴结转移(最大径<3cm) 腺体内PTC，原发肿瘤直径在1~4cm，BRAF^{V600E}突变 多灶的PTMC伴微小腺外侵犯和BRAF^{V600E}突变
高危组 (>20%)	符合以下任一条件者： 肉眼可见肿瘤侵犯周围组织或器官 肿瘤未能完整切除，术中有残留 伴有远处转移 全甲状腺切除后，血清Tg水平仍较高提示有远处转移 任意转移淋巴结最大径≥3cm FTC伴明显血管侵袭(>4个病灶)

注：PTC，甲状腺乳头状癌(papillary thyroid cancer)；FV-PTC，甲状腺乳头状癌滤泡亚型(follicular variant of papillary thyroid cancer)；PTMC，甲状腺微小乳头状癌(papillary thyroid microcarcinoma)；FTC，甲状腺滤泡癌(follicular thyroid cancer)

三、术后碘–131 治疗是如何进行的

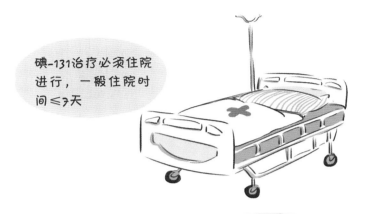

碘–131治疗必须住院进行，一般住院时间≤7天

住院第1~3天，进行临床评估，签署《知情同意书》，空腹在监控下口服碘–131治疗

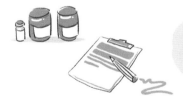

1.必需的检查项目：

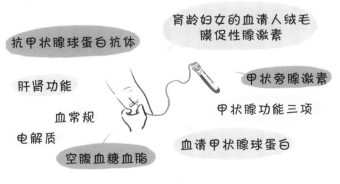

抗甲状腺球蛋白抗体

育龄妇女的血清人绒毛膜促性腺激素

肝肾功能

甲状旁腺激素

血常规

甲状腺功能三项

电解质

血清甲状腺球蛋白

空腹血糖血脂

抽血检查

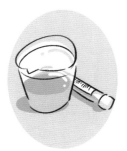

尿常规

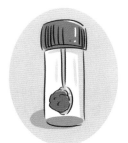

粪便常规

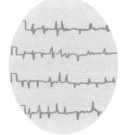

心电图

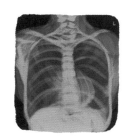

胸部X线片

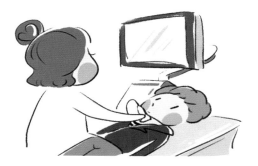

甲状腺及颈部淋巴结超声

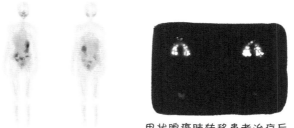

甲状腺癌肺转移患者治疗后

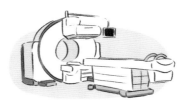

碘-131治疗后的碘-131全身显像及（或）颈部
SPECT（SPECT/CT）断层显像，必要时加做其他
可疑病症部位的SPECT（SPECT/CT）断层显像。

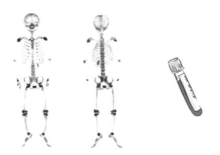

伴有骨转移的患者行全身骨显像、骨碱性磷酸酶测定，
伴有肺转移的患者行胸部CT。

2.选择性的检查项目:

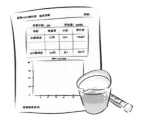

碘-131治疗前甲状腺
摄碘-131率、尿碘

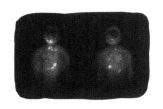

碘-131治疗前诊断性
显像

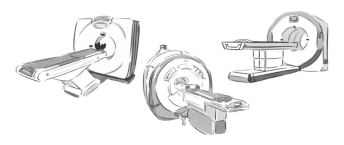

胸部CT平扫、颈部CT或MRI、全身PET/CT

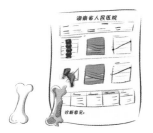

骨密度测定

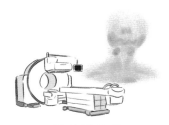

甲状腺显像

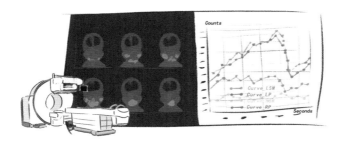

唾液腺显像

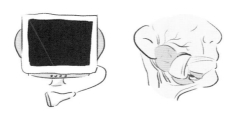

唾液腺超声

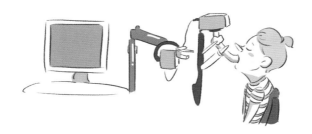

肺转移患者的肺功能测定

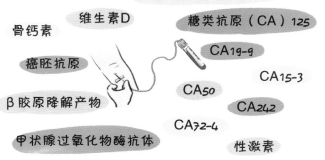

抽血检查

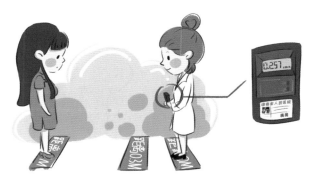

出院时患者体内残留碘-131量测量。

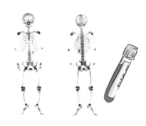

初次碘-131治疗患者行
全身骨显像、骨碱性
磷酸酶测定。

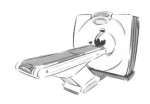

已知转移部位的影像学
检查，如头颅CT、腹部
CT等。

3.酌情行并发症或合并其他疾病的相关检查：

口服碘-131过程简单，只需拿起装有2mL的无色无味液体的小玻璃瓶，喝下并用水漱口即可

住院第4~7天，开始口服左甲状腺素钠片进行TSH抑制治疗。

当残留甲状腺及肿瘤负荷较多时可适当后延

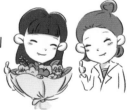

行碘-131显像并观察，达到出院标准予以出院。

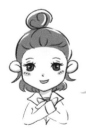

住院隔离期间家属不能陪同

检查项目：

所有患者行碘-131全身显像和颈部SPECT（SPECT/CT）断层显像，必要时加做其他部位可疑病症的SPECT（SPECT/CT）断层显像。

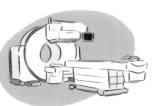

四、术后碘-131治疗前的准备工作

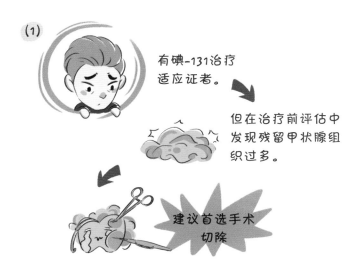

(1)

有碘-131治疗
适应证者。

但在治疗前评估中
发现残留甲状腺组
织过多。

建议首选手术
切除

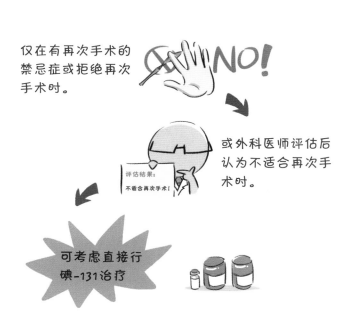

仅在有再次手术的
禁忌症或拒绝再次
手术时。

NO!

或外科医师评估后
认为不适合再次手
术时。

评估结果:
不适合再次手术!

可考虑直接行
碘-131治疗

若一般状态差，伴随有其他严重疾病或其他高危恶性肿瘤者，优先纠正一般状态、治疗伴随疾病，之后再考虑碘-131治疗。

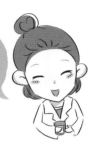

(2)

碘-131治疗前停服左甲状腺素钠至少2周或给予外源性重组人促甲状腺激素（rhTSH），升高促甲状腺激素水平至30mIU/L或以上。

30mIU/L

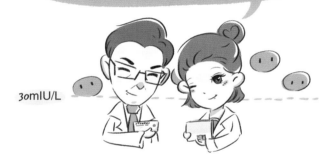

(3) 碘-131治疗前1~2周应保持低碘饮食，禁食碘丰富的食物或保健品2周以上。

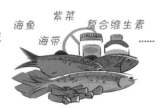

禁用碘伏、碘酊等含碘外用药物4周以上。

(4)

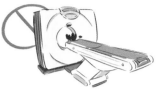

碘-131治疗前至
少2个月不行增
强CT检查。

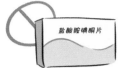

禁服胺碘酮等含碘
药物6个月以上。

具体还应结合患者的尿碘
测定结果。

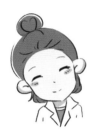

(5)

对育龄女性需完善
妊娠试验，妊娠者
禁行碘-131治疗。

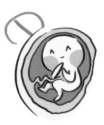

(6)

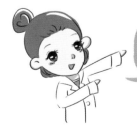

了解碘-131治疗的目的、实施过程、
治疗后可能出现的不良反应及应对
措施等，了解治疗期间及治疗后的
注意事项，学习辐射安全防护知识。

五、术后碘–131 治疗后的注意事项

(1) 碘-131治疗后第3天开始遵医嘱剂量口服左甲状腺素钠片,进行TSH抑制治疗。

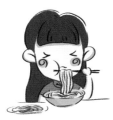

治疗后2~4周内继续保持低碘饮食。

(2)

碘-131治疗后3~7天行碘-131治疗后显像。

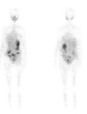

及时了解残余甲状腺、转移灶摄碘情况,更加准确地了解分期,以便于确定后续治疗方案。

(3)

治疗后,患者之间不要串门,痰液、呕吐物置于专门的容器中。

无特殊情况,住院期间不允许家属陪护、探视。

(4)

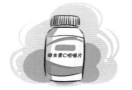

治疗后，服用酸性糖果或维生素C片。

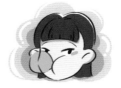

咀嚼无糖口香糖。

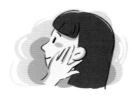

按摩唾液腺等。

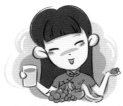

多饮水，多食蔬菜和水果。

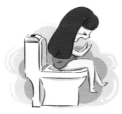

上厕所宜采取坐式，避免尿液溅出造成污染，上厕所后马桶多冲水几次。

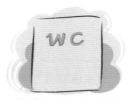

勤排尿排便，保持大便通畅。

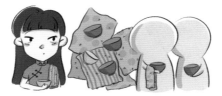

唾液和汗水也含有放射性物质，单独使用餐具和毛巾。

(5)

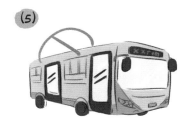

碘-131治疗后2周之内
应尽量避免搭乘公共
交通工具或到公众场
所去。

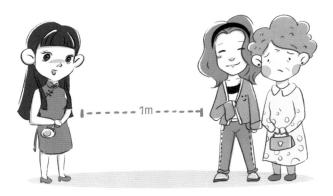

与周围人群保持1m以上的距离。

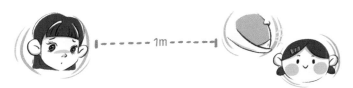

4周之内与孕妇和儿童保持1m以上的距离。

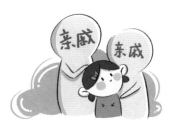

若家中有10岁以下幼儿，最好暂时寄养到亲友处。

碘-131治疗后居家期间宜独居一室

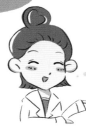 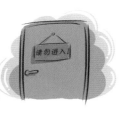

(7) 碘-131治疗后……

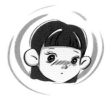

女性患者6~12个月内避免妊娠。

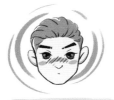

男性6个月内避孕。

(8)

碘-131治疗后遵医嘱定期复查。

及时调整左甲状腺素钠片剂量，并监测病情进展，及时应对病情变化。

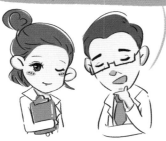

六、碘-131治疗常见的不良反应及处理

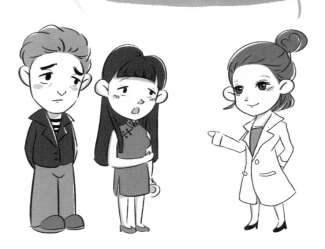

医生，碘-131是不是像"原子弹"一样在摧毁癌细胞的同时也摧毁了体内的健康细胞？

医生，放射性碘治疗后会不会生不了孩子啦？

虽然碘-131是带有放射性的治疗药物，但治疗的副作用绝没有传说中的那么可怕。

除甲状腺细胞（包括甲状腺癌细胞）、消化道脏器及尿路排泄器官外，其他正常组织细胞极少摄入和聚集碘-131，因而，人体正常组织细胞受到的辐射危害相对较小。

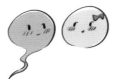

碘-131治疗后6~12个月且达到治愈标准可以正常生育或受孕

生育的孩子出现发育障碍、畸变或恶性肿瘤的发生率也不会升高。

常见的不良反应：

① 颈前区肿胀和咽部不适：

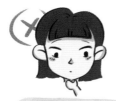

不要挤压、按摩甲状腺部位

轻度肿胀者可用冷水或硫酸镁湿敷肿胀部位

预防性口服泼尼松每天15~30mg 持续3~7天

② 口干、唾液腺肿胀：

服用酸性糖果或维生素C片

咀嚼无糖口香糖或含话梅

按摩唾液腺

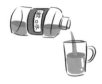

饭前饭后使用漱口水漱口，加强口腔卫生

③尿频尿急：

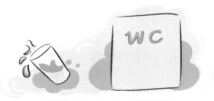

多饮水，及时排尿，加速放射性药物的排泄

④上腹部不适、恶心、呕吐：

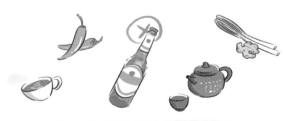

避免吃刺激性食物，少食多餐

在病房内多活动，
轻揉腹部

餐前服用促进胃肠道
蠕动的药物

⑤骨髓抑制：

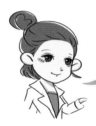

大多数是一过性的，
不需特殊处理可以
逐渐恢复。

大多数不良反应都不严重，可以自行缓解，
个别严重的经过对症治疗后也能缓解。

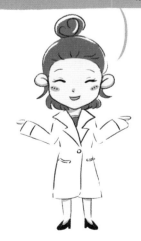

第十章

甲状腺癌治疗"三大武器"之三
——TSH 抑制治疗

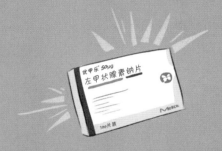

一、什么叫 TSH 抑制治疗

1.TSH抑制治疗的基本原理:

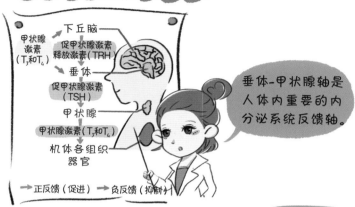

垂体-甲状腺轴是人体内重要的内分泌系统反馈轴。

垂体分泌的促甲状腺激素（TSH）能够与甲状腺细胞上的TSH受体结合。

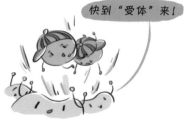

快到"受体"来!

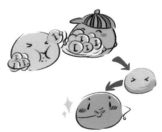

一方面促进甲状腺细胞摄碘、合成甲状腺激素、维持人体正常的新陈代谢。

另一方面促进甲状腺细胞的增殖和生长。

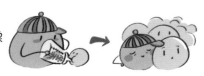

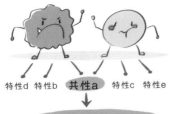

分化型甲状腺癌细胞
保留了部分正常甲状
腺细胞的特性。

特性d 特性b 共性a 特性c 特性e

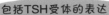

包括TSH受体的表达

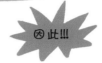

因此!!!

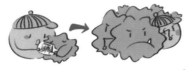

TSH也可以刺激分化型
甲状腺癌细胞的增殖和
生长。

成为肿瘤进展、复发或转移的病理生理基础

我们将这种特点叫做"内
分泌激素TSH依赖性"。

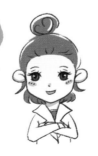

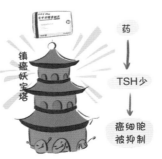

镇癌妖宝塔

药

↓

TSH少

↓

癌细胞
被抑制

在患者手术后，利用甲
状腺激素对垂体TSH的
负反馈抑制作用。

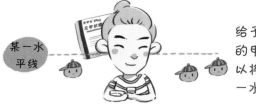

某一水平线

给予患者足够剂量的甲状腺激素，可以将TSH抑制到某一水平之下。

从而避免TSH对可能残存的甲状腺癌细胞生长的刺激，降低肿瘤进展或复发、转移的风险。

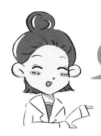

这就是TSH抑制治疗的基本原理。

2.怎样进行TSH抑制治疗？

通过服用超生理剂量的左甲状腺素钠片，将TSH抑制到一个比较低的水平，从而降低分化型甲状腺癌患者的复发率和死亡率，提高无病生存率。

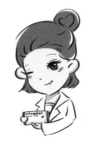

3.所有甲状腺癌都要进行TSH抑制治疗吗?

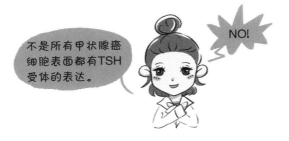

不是所有甲状腺癌细胞表面都有TSH受体的表达。

NO!

① 细胞表面有TSH受体,可以和TSH结合起来,对TSH有反应:

起源于甲状腺滤泡上皮细胞的······

甲状腺乳头状癌

嗜酸性细胞肿瘤

甲状腺滤泡状癌

······

② 对于TSH无反应:

髓样癌

未分化癌细胞

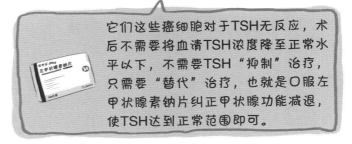

它们这些癌细胞对于TSH无反应,术后不需要将血清TSH浓度降至正常水平以下,不需要TSH"抑制"治疗,只需要"替代"治疗,也就是口服左甲状腺素钠片纠正甲状腺功能减退,使TSH达到正常范围即可。

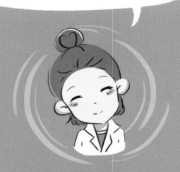

TSH 抑制治疗原理浅显易懂、实施方法简便经济，是阻挡分化型甲状腺癌进展的有效手段！

二、TSH 抑制治疗的作用和副作用

分化型甲状腺癌术后TSH抑制治疗可以用于以下几个方面

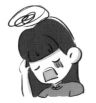

甲状腺功能减退

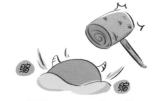

抑制肿瘤细胞生长

降低复发风险

提高生存率

长期使用超生理剂量甲状腺激素会造成亚临床甲亢。

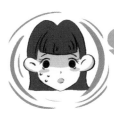

症状不确切、不特异

TSH长期维持在很低水平（<0.1mIU/L）会加重心脏负荷和心肌缺血，特别是老年人，引发或加重心律紊乱（特别是心房颤动）等。

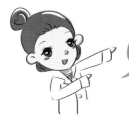

减少甲状腺素剂量后受损情况可以逆转。

治疗前应评估基础心脏情况

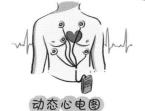

治疗期间，应定期监测心电图

必要时行······

动态心电图

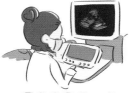

超声心动图检查

定期进行血压、

血糖和血脂水平监测

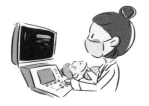

监测，必要时可测定颈动脉内膜中层厚度以协助评估动脉粥样硬化的危险性。

必要时可考虑给予β受体阻滞剂预防心血管系统副作用。

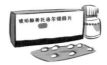

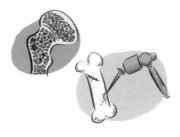

TSH长期抑制带来的另一副作用是增加绝经后妇女骨质疏松症的发生，可能导致骨折风险增加。

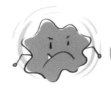

对于绝经后分化型甲状腺癌患者在TSH抑制治疗期间：

应预防性补钙治疗，确保钙摄入每天1000mg，补充维生素D每天400~800U。

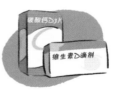

诊断骨质疏松症的患者补充维生素D应增加至每天800~1200U，并酌情联合其他干预治疗药物（如双磷酸盐类等）。

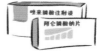

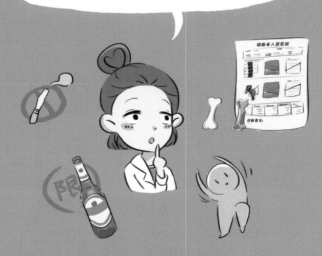

对于男性、绝经前分化型甲状腺癌患者应定期监测骨密度、骨转化生化指标物等，戒烟、限酒、加强运动锻炼。

三、左甲状腺素钠片服用的注意事项

> 医生，我明明切的是右侧甲状腺，凭什么给我吃"左甲状腺素钠片"，吃"左"的能补到右边去吗？你这是乱用药，用错了药吧！

> 很多药物的成分中都带有"左"字，比如左氧氟沙星、左炔诺孕酮片、左甲状腺素钠片，其中的"左"与药品的化学结构有关，与人体解剖上的左右没有关系！并没有乱用药、开错药！

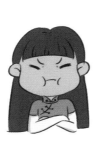 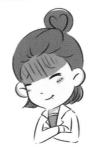

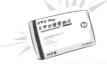

左甲状腺素钠片的作用

| 甲状腺功能减退症的长期替代治疗 | 甲状腺癌手术后的替代治疗及抑制治疗 | 治疗非毒性的甲状腺肿 | …… |

左甲状腺素钠片主要成分为合成的左甲状腺素，与甲状腺自然分泌的甲状腺素相似。

药片虽然小，而且不贵，但是正确服用还是很有方法的。

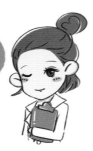

1.什么时候服用左甲状腺素钠片比较好？

应该固定每天早上空腹一次性用白开水送服。

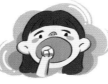

间隔半小时到一个小时后再进食早餐。

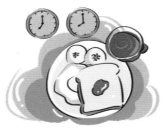

这样做是为了避免食物对左甲状腺素钠片吸收的影响

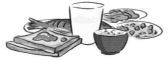

如果早上服药有困难，也可选择固定在晚饭后4小时服用。

也就是睡前服药

但夜间服用左甲状腺素钠片的患者一定要注意不能食用夜宵哦！

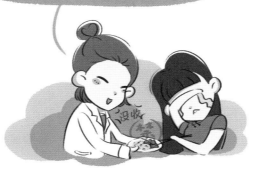

2.左甲状腺素钠片的服用剂量如何把握？

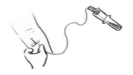

临床上采用监测甲状腺功能来调整左甲状腺素钠片的剂量。

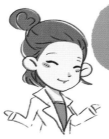

当服药剂量有调整，患者在坚持服用该剂量4~6周后复查甲状腺功能，医生再根据复查结果进行剂量调整。

如果超过个体的耐受量或者超量服用，可能出现以下等不适症状。

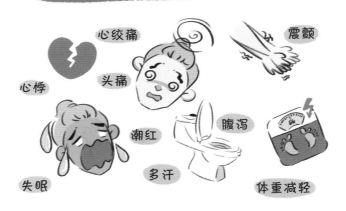

心绞痛

震颤

心悸

头痛

潮红

腹泻

失眠

多汗

体重减轻

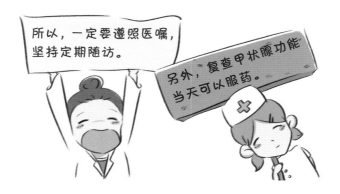

所以，一定要遵照医嘱，坚持定期随访。

另外，复查甲状腺功能当天可以服药。

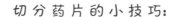

切分药片的小技巧:

有的患者服用的左甲状腺素钠片剂量是$1\frac{1}{4}$片，那么如何将一片药准确地切分成四等份呢？

可以准备一把带刀柄的裁纸刀，使用新刀片

右手持刀柄

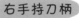

将刀刃的前端对准药片上的十字刻痕的一条刻痕，左手轻压刀背

以药片分开后没有一点碎片为力度正好

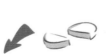

 end

再用同样的方法将半片的药片均匀切分成四分之一片，即可得到所需的准确的药量

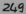

3.漏服药物怎么办？

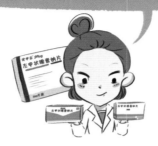

左甲状腺素钠片有好几个不同生产厂家，如果买不到优甲乐，也可以买雷替斯、加衡。

尽量不要漏服。偶然出现漏服，可在第二天服用两倍的剂量。

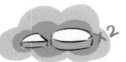

如果漏服不止1天，理论上应该坚持多天服用两倍的剂量，直到补够漏服的剂量。

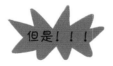

但是！！！

对于年龄≥65岁或有心脏基础疾病或心血管事件高危因素的患者……

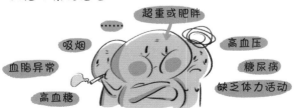

超重或肥胖

吸烟

血脂异常

高血糖

高血压

糖尿病

缺乏体力活动

漏服后双倍剂量补服，可能导致一过性甲亢风险大，不建议补服。

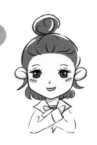

如果漏服时间超过3天……

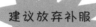

建议放弃补服

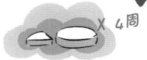

X 4周

坚持按应有的剂量服用 4 周后复查甲状腺功能。

需要长期服用左甲状腺素钠片的患者，长期停药是很危险的，甚至会发生甲状腺功能低下危象！！！

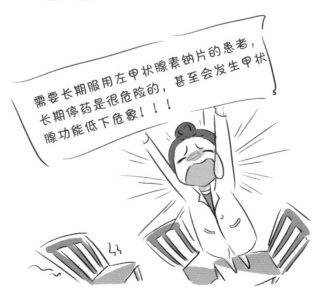

4.左甲状腺素钠片不要和其他药物与食物同时服用！

左甲状腺素钠片与维生素、高血压药物、滋补品应间隔1小时

与含铁、钙的食物或药物应间隔2小时；与奶、豆类食品应间隔4小时

与消胆胺或降脂树脂应间隔12小时

与考来烯胺或考来替泊应间隔12小时

总之，不要和任何药物、食物同时服用!!!

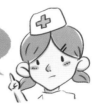

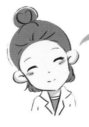

长期使用一些其他药物（如降糖药）的情况，注意定期复查相关疾病指标和甲状腺功能，根据检查结果调整药物和左甲状腺素钠片的剂量。

5.服用左甲状腺素钠片有导致药疹的报道，有过敏体质的患者在使用初期需注意观察。

四、TSH 抑制治疗的目标

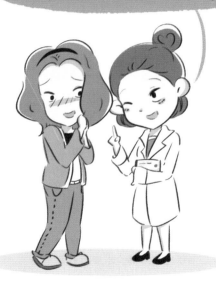

医生，我知道分化型甲状腺癌术后需要口服左甲状腺素钠片进行TSH抑制治疗，那么是不是TSH抑制得越低越好呢？

当然不是！我们提倡的TSH治疗目标，既要不刺激肿瘤细胞的生长潜能，又要尽量避免过度抑制带来的副作用。

在介绍TSH抑制目标推荐之前，我们先了解不同分化型甲状腺癌患者的肿瘤复发危险度和TSH抑制治疗的副作用风险是如何分层的。上表格！

分化型甲状腺癌的初治复发危险度分层

复发危险度	符合条件
低危组 (1%~5%)	符合以下全部条件者： 无局部或远处转移 所有肉眼可见的肿瘤均被彻底切除 局部组织或结构无肿瘤侵犯 肿瘤不是侵袭性组织学亚型(如高细胞型、柱状细胞型、实性亚型等) ^{131}I治疗后首次行全身碘扫描，甲状腺床以外未发现碘摄取灶 FV-PTC；PTC无血管侵犯；高分化FTC伴包膜侵犯，无或微小(<4个病灶)血管侵犯单灶或多灶的腺体内PTMC(包括伴有BRAF^{V600E}基因突变) ≤5个淋巴结转移(最大径<0.2cm)
中危组 (>5%~20%)	符合以下任一条件者： 镜下可见肿瘤有甲状腺软组织侵犯 ^{131}I治疗后首次行全身碘扫描颈部出现异常碘摄取灶侵袭型的组织学亚型(例如高细胞亚型、柱状细胞亚型、实体亚型等)或有血管侵犯 >5个淋巴结转移(最大径<3cm) 腺体内PTC，原发肿瘤直径在1~4cm，BRAF^{V600E}突变 多灶的PTMC伴微小腺外侵犯和BRAF^{V600E}突变
高危组 (>20%)	符合以下任一条件者： 肉眼可见肿瘤侵犯周围组织或器官 肿瘤未能完整切除，术中有残留 伴有远处转移 全甲状腺切除后，血清Tg水平仍较高提示有远处转移 任意转移淋巴结最大径≥3cm FTC伴明显血管侵袭(>4个病灶)

注：PTC，甲状腺乳头状癌(papillary thyroid cancer)；FV-PTC，甲状腺乳头状癌滤泡亚型(follicular variant of papillary thyroid cancer)；PTMC，甲状腺微小乳头状癌(papillary thyroid microcarcinoma)；FTC，甲状腺滤泡癌(follicular thyroid cancer)

TSH抑制治疗的副作用风险分层

TSH抑制治疗的副作用风险分层	适应人群
低危	符合下述所有情况： (1)中青年；(2)无症状者；(3)无心血管疾病；(4)无心律失常；(5)无肾上腺素能受体激动的症状或体征；(6)无心血管疾病危险因素；(7)无合并疾病；(8)绝经前妇女；(9)骨密度正常；(10)无骨质疏松症的危险因素
中危	符合下述任一情况： (1)中年；(2)高血压；(3)有肾上腺素能受体激动的症状或体征；(4)吸烟；(5)存在心血管疾病危险因素或糖尿病；(6)围绝经期妇女；(7)骨量减少；(8)存在骨质疏松症的危险因素
高危	符合下述任一情况： (1)临床心脏病；(2)老年；(3)绝经后妇女；(4)伴发其他严重疾病

1.成人分化型甲状腺癌术后的TSH抑制目标：

DTC的复发危险度				
		初治期（术后1年）		随访期	
		高中危	低危	高中危	低危
TSH抑制治疗的副作用风险	高中危险	<0.1 mIU/L	0.5~1.0 mIU/L	0.1~0.5 mIU/L	1.0~2.0mIU/L（5~10年）
	低危	<0.1 mIU/L	0.1~0.5 mIU/L	<0.1 mIU/L	0.5~2.0mIU/L（5~10年）

2.儿童和青少年患者术后的TSH抑制目标：

	低风险	中风险	高风险
患者TSH目标	0.5~1.0 mIU/L	0.1~0.5 mIU/L	<0.1 mIU/L

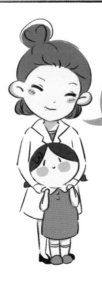

如发现或怀疑疾病持续存在的带瘤生存者，应持续进行TSH抑制治疗，经过一段时间的正确监测后，无带瘤证据者，TSH可控制在正常范围低值。

3.女性分化型甲状腺癌妊娠期间的TSH抑制目标：

妊娠前确诊分化型甲状腺癌并已接受治疗者，在甲状腺癌未能完全控制的患者	血清TSH应保持低于0.1mIU/L
甲状腺癌已得到控制但仍有高风险的患者	TSH水平应当抑制在0.1~0.5mIU/L
甲状腺癌已得到控制并属于低风险甲状腺癌患者	TSH应保持在正常低值范围（0.3~1.5 mIU/L）
妊娠期间新诊断的分化型甲状腺癌且暂不手术者	TSH抑制目标应保持在0.1~1.5mIU/L

TSH抑制目标是个体化的，不盲目、不极端，是临床医学进步的一个缩影。

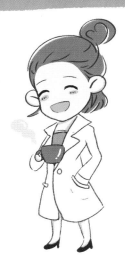

257

第十一章

患者及家属热点问题解答

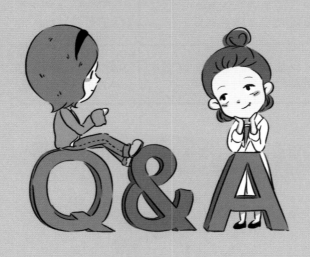

一、"懒癌"可以不管吗

医生，我听说甲状腺癌是"懒癌"，我也懒得管它了！

因为是"懒癌"所以懒得管，这也太懒了吧？

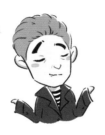
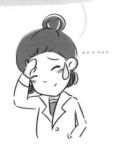

懒癌如此佛系？！！

不要自己随意下定论哦！

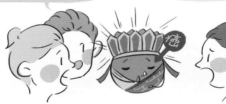

甲状腺癌通常发病缓慢，恶性程度较低，预后较好，所以被称之为"懒癌"，但并不是所有的甲状腺癌细胞都很佛系哦！

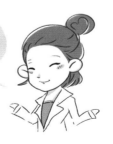

1.同为甲状腺癌，但结局迥异

① 甲状腺癌90%以上是分化型甲状腺癌。

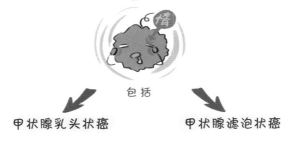

包括

甲状腺乳头状癌　　　　　　甲状腺滤泡状癌

经规范化治疗后……

10年存活率高达93%
30年存活率超过90%

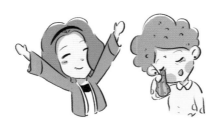

②甲状腺髓样癌属于甲状腺癌中恶性程度较高的一类，
国外文献报道临床各期10年生存率分别为：

I 期	II 期	III 期	IV 期
100%	93%	71%	21%

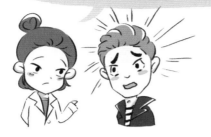

然而临床有近一半的患者被诊断时已属Ⅲ、Ⅳ期，预后较分化型甲状腺癌更差。

③甲状腺未分化癌是恶性程度最高的甲状腺肿瘤，也是所有甲状腺恶性肿瘤中预后最差的一种。

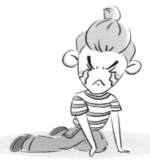

半数生存时间约为5个月
1年生存率约为10%~18%

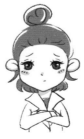

后两种类型的甲状腺癌预后都相对较差。

2.甲状腺微小乳头状癌≠早期癌、低危癌

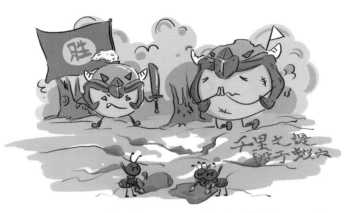

甲状腺乳头状癌不能以个头大小论"英雄"，不能以个头大小判断其危害性。

有文献指出……

甲状腺微小乳头状癌发生被膜侵犯和（或）腺外侵犯的比例可达:9.4%~52.2%

淋巴结转移率:6.6%~34.9%

多灶癌发生率:39%~42.2%

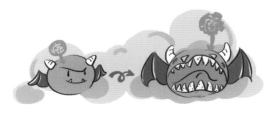

而且，任何较晚期甲状腺癌都是从微小癌进展而来，而非癌症一发生就是较晚期。

甲状腺乳头状癌具有去分化的特性，随着带瘤时间的延长及患者年龄的增加，去分化的可能性也增加。甲状腺去分化乳头状癌具有甲状腺未分化癌的成分，恶性程度高、预后差。

3.甲状腺微小乳头状癌可以选择观察随访吗？

医生，我听说对于危险度不高的甲状腺微小乳头状癌，观察、随访也是一个治疗选择？

你说的部分是正确的，但在我国目前的国情下，要做好并不容易。

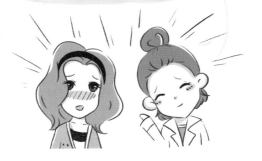

①要明确哪些病人合适观察随访并不容易。

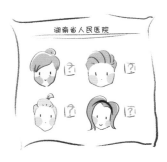

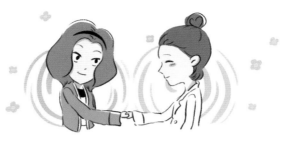

②密切观察的治疗方案需配备专门负责随访观察的医疗团队，对患者依从性要求极高。

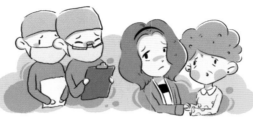

③而且观察一段时间之后可能最终还是要手术治疗。

在中国还需要探索这种模式是否合理和可行

因此，目前无论哪种类型的甲状腺癌，都要做到早发现、早诊断，只有建立在及时规范治疗的基础上，甲状腺癌才能实现比较好的预后。甲状腺癌是"懒癌"没错，但治疗"懒癌"可不能懒！

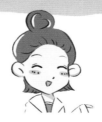

二、甲状腺癌不用开刀就能治好吗

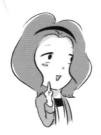

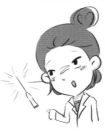

医生，我的甲状腺结节细针穿刺确诊为乳头状癌，听说有一种微创手术，可以插一根针到肿块里面把肿瘤细胞烧死，然后就不用做手术了？是这样吗？

你说的热消融治疗吧？

超声引导下经皮热消融术，原理是利用电极针产生的热能导致病灶的凝固坏死。

最初主要用于治疗甲状腺癌术后不可手术的复发病灶，然后逐渐扩展到甲状腺良性结节的治疗。

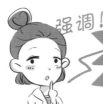

强调！

但是需要提醒大家的是，对于可手术的甲状腺癌的初始治疗，应避免使用消融治疗。

主要理由如下：

① 甲状腺的体积较小，消融过程中无法明确喉返神经和甲状旁腺的准确位置。

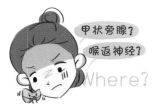

甲状旁腺？
喉返神经？
Where?

从而难以确立"安全边缘"，可能导致并发症发生率增高。

② 对于肿块直径≤10 mm 的甲状腺微小乳头状癌（PTMC）患者。

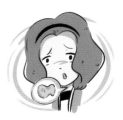

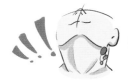

如果仅对甲状腺原发灶行消融治疗，治疗后难免有发生淋巴结转移的风险。

因为PTMC≠早期癌、低危癌，不能以个头大小论"英雄"，不能以个头大小判断其危害性。

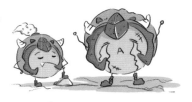

有文献指出，PTMC发生被膜侵犯和（或）腺外侵犯的比例可达9.4%～52.2%，淋巴结转移率6.6%～34.9%，多灶癌发生率39%～42.2%。

③PTMC具有多灶性特点，这就增加了消融不全，残留癌灶的可能。

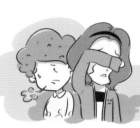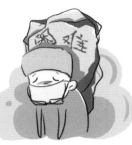

④如果一开始选择了消融治疗，但由于原发灶消融不彻底或多灶性导致癌灶残留，又需要手术治疗时，增加了二次手术的难度和风险。

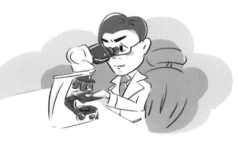

⑤消融治疗后需穿刺活检病理证实是否存在癌灶残留，但消融技术是否会影响病理诊断结果还需要进一步研究来证实。

以上都可能使消融治疗甲状腺癌的有效性和安全性大打折扣。因此，手术仍然是甲状腺肿瘤、尤其是甲状腺癌的首选治疗方法。

强调！

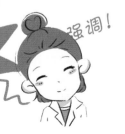

甲状腺癌不用开刀就能治好吗? 专家共识推荐PTMC行消融治疗的适应证需同时满足所有以下9条:

① 非病理学高危亚型;

② 肿瘤直径≤5mm(对肿瘤四周均未接近包膜者可放宽至直径≤1cm),且结节距离内侧后包膜>2mm;

③ 无甲状腺被膜受侵且无周围组织侵犯;

④ 癌灶不位于峡部;

⑤ 无多灶性甲状腺癌;

⑥ 无甲状腺癌家族史;

⑦ 无青少年或童年时期颈部放射暴露史;

⑧ 无淋巴结或远处转移证据;

⑨ 患者经医护人员充分告知后,仍拒绝外科手术,也拒绝密切随访的。

从患者的角度,消融治疗用于PTMC初始治疗在国内有较大市场的原因:

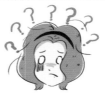

① 缺乏正确客观的就医指导;

② 消融手术简单、快速、微创的特点,迎合了PTMC患者想得到尽快治疗的焦虑心理。满足了追求美观的需求。

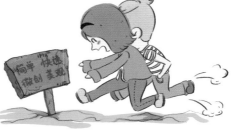

消融术作为新的技术方法，对甲状腺结节患者来说，多了一个除手术治疗之外的选择，但是尺有所短、寸有所长，面对不同的疾病情况还应科学合理地选择最合适的治疗方法。

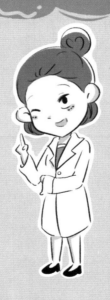

三、甲状腺癌能治愈吗？确诊甲状腺癌还能活多久

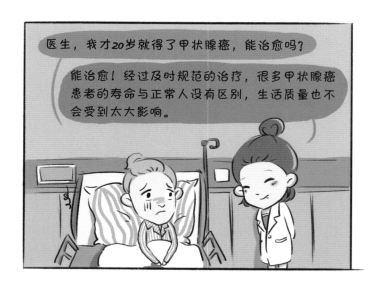

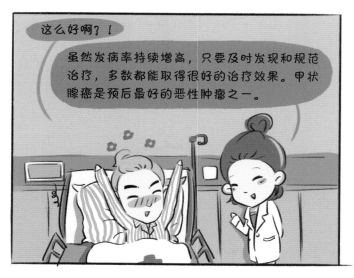

但是，不同组织学类型的甲状腺癌
生存时间不同……

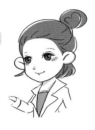

①甲状腺癌90%以上是分化型甲状腺癌，是相对惰性的
恶性肿瘤。

经规范化治疗后……

分化型甲状腺癌10年存活率高达93%

30年存活率超过90%

②甲状腺髓样癌属于甲状腺癌中恶性程度较高的一类。

国外文献报道临床各期10年生存率分别为……

Ⅰ期	Ⅱ期	Ⅲ期	Ⅳ期
100%	93%	71%	21%

然而临床有近一半的患者被诊断时已属Ⅲ、Ⅳ期，
预后较分化型甲状腺癌为差。

③甲状腺未分化癌是恶性程度最高的甲状腺肿瘤，也是所有甲状腺恶性肿瘤中预后最差的一种。

半数生存时间约为5个月
1年生存率约为10%~18%

后两种类型的甲状腺癌预后相对较差，但发病率也低。

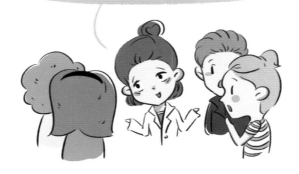

提高生存率的关键手段:早期发现、规范治疗、定期随访。

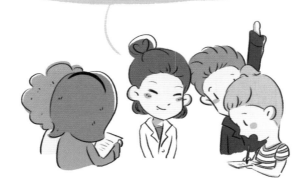

四、甲状腺癌术后要不要化疗和放疗

医生，我妈妈这种甲状腺乳头状癌术后要做化疗和放疗吗？

绝大多数甲状腺癌术后都不需要化疗和放疗！

① 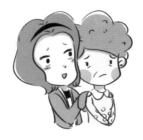 甲状腺乳头状癌　甲状腺滤泡状癌

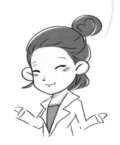 以手术治疗为主

术后辅以内分泌抑制治疗

根据需要再辅以 ^{131}I 治疗

它们对于化、放疗均不敏感，仅部分晚期患者可采用外放射治疗及靶向药物治疗。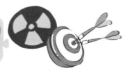

② 甲状腺髓样癌

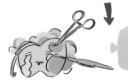

以手术治疗
为主

对内分泌
抑制治疗
无反应

碘-131治疗
无效

口服左甲状腺素钠片使TSH保持在正常范围内，不需要TSH抑制。

常规化放疗
疗效有限

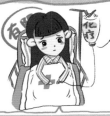

仅在无有效控制手段下可作为姑息治疗方法。

③ 甲状腺未分化癌

对内分泌
抑制治疗
无反应

口服左甲状腺素钠片使TSH保持在正常范围内，不需要TSH抑制。

碘-131治疗无效。单纯
手术、放疗或化疗通常
也不能控制疾病进展。

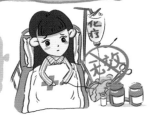

目前在探索以局部治疗（手术、放疗）联合药物治疗（化疗、靶向治疗等其他生物治疗）的综合治疗策略。

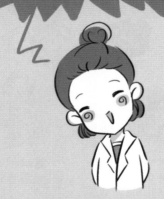

五、甲状腺癌术后饮食到底有什么讲究

医生，甲状腺癌术后可以吃碘盐吗？

长期低碘或者高碘饮食，甲状腺都是"受害者"，都可能诱发甲状腺疾病

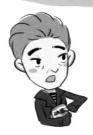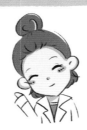

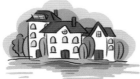

对于处于沿海城市等
富碘地区的患者

建议甲状腺癌术后
适当低碘饮食

对于处于低碘地区
的患者

无需常规食用无碘盐

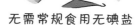

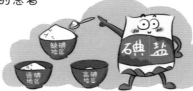

要结合不同碘摄入量地区决定是否可以吃碘盐！

医生，甲状腺癌术后还可以吃海带、海鲜吗？

可以吃，只是要注意食用的频率。经常食用海鲜、海洋动物性食品、海菜类，会增加甲状腺癌的患病风险。

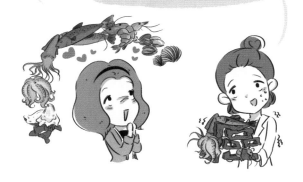

医生，碘盐中的碘加热后能挥发掉吗？

不能！我国碘盐中加的碘是碘酸钾，而不是碘化钾，碘酸钾是一种较强的氧化剂，在空气中或遇光都是不会被氧化的，而且碘酸钾是离子晶体，沸点高，对热非常稳定，不具挥发性，所以加热炒盐或炒菜时早加盐都不会使其挥发掉。

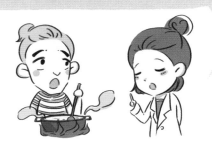

医生，甲状腺癌术后需要吃保健品
或者虫草、灵芝吗？

不建议大家平时自行购买保健品服用，因为
未通过大规模临床试验验证，有效性和安全
性都有待考究。过度把希望寄托在保健品上，
耽误正常治疗。虫草、灵芝可以服用，但没
有必要刻意购买，平时注意合理膳食即可。

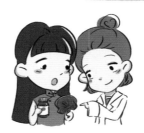

医生，甲状腺癌术后可以吃牛肉吗？
他们说是"发物"。

牛肉是可以吃的，但是建议适当多吃鱼、禽肉、
蛋类，减少红肉摄入。常见的食物并没有特殊
禁忌。需要忌口的是烟、酒、霉变食物、烧烤
（火烧、炭烧）、腌制和煎炸的动物性食物。

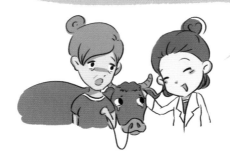

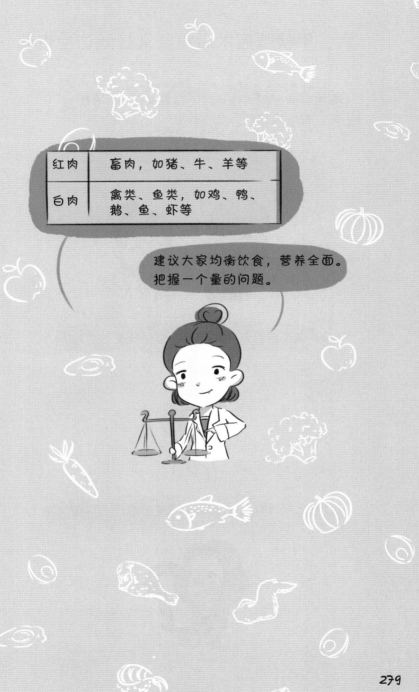

红肉	畜肉，如猪、牛、羊等
白肉	禽类、鱼类，如鸡、鸭、鹅、鱼、虾等

建议大家均衡饮食，营养全面。把握一个量的问题。

六、甲状腺癌术后需要常规随访检查吗

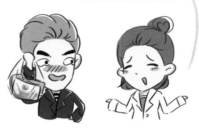

医生，我的甲状腺癌是不需要做碘-131治疗的，那我出院以后就吃药可以了吧？

出院以后还是要定期来门诊复查哦！

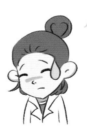

不遵医嘱、自由散漫的患者比比皆是，哎！

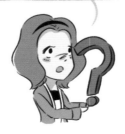

为什么要对分化型甲状腺癌患者进行长期随访？

分化型甲状腺癌总体预后较好，规范化治疗后10年存活率高达93%。但是，术后约30%的患者会出现复发或转移，其中2/3发生于手术后的10年内。

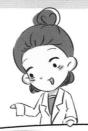

规范化长期随访及监控的目的是：

①调整左甲状腺素钠片的药量，以实施TSH抑制治疗，降低复发率；
②早期发现残留、复发病灶，及时干预，提高生存率；
③观察疾病发展规律和治疗方案是否合理；
④对某些伴发疾病（如心脏疾病、其他恶性肿瘤等）病情进行动态观察。

随访频率和随访项目分别是怎样的呢？

①甲状腺功能测定：TSH抑制治疗须兼顾肿瘤复发危险度和TSH抑制治疗的副反应风险，制定个体化治疗方案。左甲状腺素钠片剂量调整期间，每4周左右测定。

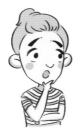
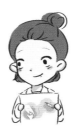

②甲状腺球蛋白测定:a.行全或近全甲状腺切除术的分化型甲状腺癌病人，每6~12个月测定；b.未完全切除甲状腺的患者，术后每6个月测定。

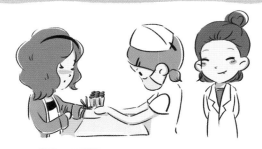

③甲状腺床及颈部淋巴结彩超:术后或碘-131治疗后第1年内每3~6个月一次；此后，每6~12个月一次；如发现可疑病灶，检查间隔酌情缩短。

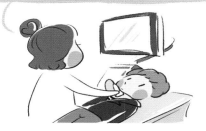

④碘-131全身扫描:不必常规行诊断性全身扫描，对中高危复发危险度的患者，诊断性全身扫描可能有价值，但最佳的检查间隔不确定。

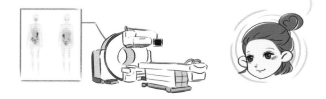

⑤ ^{18}F-FDG PET、CT和MRI等：不是分化型甲状腺癌随访中的常规检查项目。

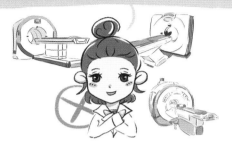

分化型甲状腺癌长期随访中还包括哪些内容？

①碘-131治疗的长期安全性；②TSH抑制治疗的效果；③某些伴发疾病（如心脏疾病、其他恶性肿瘤等）病情进行动态观察。

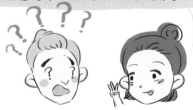

医生，我是甲状腺髓样癌患者，那我的定期复查有什么不一样吗？

问得很好！甲状腺髓样癌无须行TSH抑制。

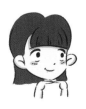
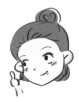
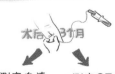

术后3个月

测定血清 → 降钙素

测定CEA → 水平

对于术后血清降钙素无法测得或正常范围内病人，如体格检查和影像学检查正常，每6个月测定1次，为期1年，然后每年进行1次；若术后血清降钙素超过正常范围，如体格检查和影像学检查阴性，每3～6个月进行血清降钙素和CEA测定记录倍增时间，以及每6～12个月进行颈部检查及影像学评估。

定期随访很重要，
莫让癌症再回头！

七、甲状腺癌会传染或者遗传吗

医生，这个甲状腺癌会传染吗？

医生，我得了甲状腺癌，会遗传给我的小孩吗？

不会！甲状腺癌不是传染性疾病！

绝大多数甲状腺癌是不遗传的，可以放心结婚生子。

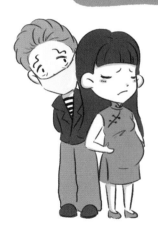
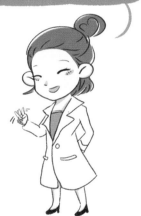

超过90%的甲状腺癌为**分化型甲状腺癌**

其中仅5%~10%有家族性遗传倾向

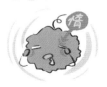
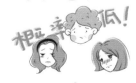

称为"家族性非髓样甲状腺癌"

而且，即使患有家族性非髓样甲状腺癌，也并不一定都会遗传下去哦~

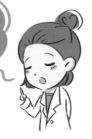

甲状腺髓样癌约占所有甲状腺癌的1%~2%

其中的25%~30%为遗传性甲状腺髓样癌

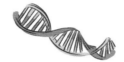

国外建议所有新确诊的甲状腺髓样癌病人，均进行体细胞RET基因检测。

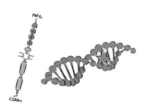

一旦发现突变，即可诊断遗传性甲状腺髓样癌。同时对患者家庭成员提供遗传咨询和基因筛查。

在我国，RET基因筛查价格较贵且尚未纳入医保。

因此不是临床的常规检测，建议经济条件允许的患者进行RET基因筛查。

八、得了甲状腺癌还能生育吗

医生，现在二胎政策的开放了，我得了甲状腺癌还能生二宝吗？

可以的！不用因为甲状腺癌而彻底改变人生计划！

甲状腺癌会遗传给孩子吗？

在前一部分的文中已经回答了：绝大多数甲状腺癌是不遗传的。

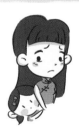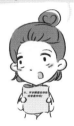

甲状腺癌术后长期口服左甲状腺素钠片，会对宝宝有影响吗？

①妊娠前服用甲状腺激素是安全的。

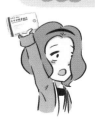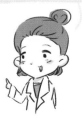

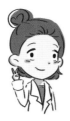

②怀孕后，母婴双方的甲状腺及内分泌调节机制各自独立，外源性甲状腺激素几乎无法通过胎盘。

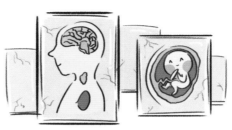

所以，妊娠期间服用甲状腺激素对于胎儿也影响甚微。

③哺乳期间，左甲状腺激素在乳汁中浓度极低，所以也不影响哺乳。

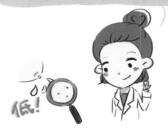

低！

敲重点!!!

注意！育龄及妊娠期女性患者服用左甲状腺素钠片需要密切监测甲状腺功能，根据化验结果调整药物剂量，满足身体对激素的需求。

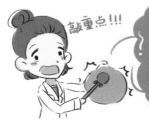

碘-131治疗后对怀宝宝有影响吗？

目前没有研究显示放射性碘使流产、早产、先天畸形、低体重、出生后1年内死亡率及后代发生肿瘤的可能性增加。

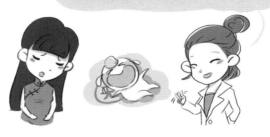

但是，放射性碘治疗后数月内，甲状腺激素水平未控制在最佳水平可能会增加流产的风险。

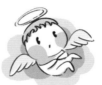

强调!!!

因此，建议女性患者放射性碘治疗至少6~12个月后妊娠，男性患者放射性碘治疗至少6个月以后生育。

怀孕前一定要查甲状腺功能，保证左甲状腺素钠片替代治疗达到最佳水平。

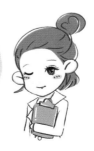

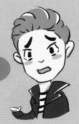

怀孕会增加甲状腺癌复发的风险吗？

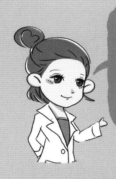

文献表明，妊娠不会对孕前超声检查无异常和甲状腺球蛋白水平无异常的妇女构成肿瘤复发的风险。因此，即使得了甲状腺癌，在接受及时、规范的综合治疗后，病情稳定下来，绝大多数患者是完全可以怀孕。